U0335101

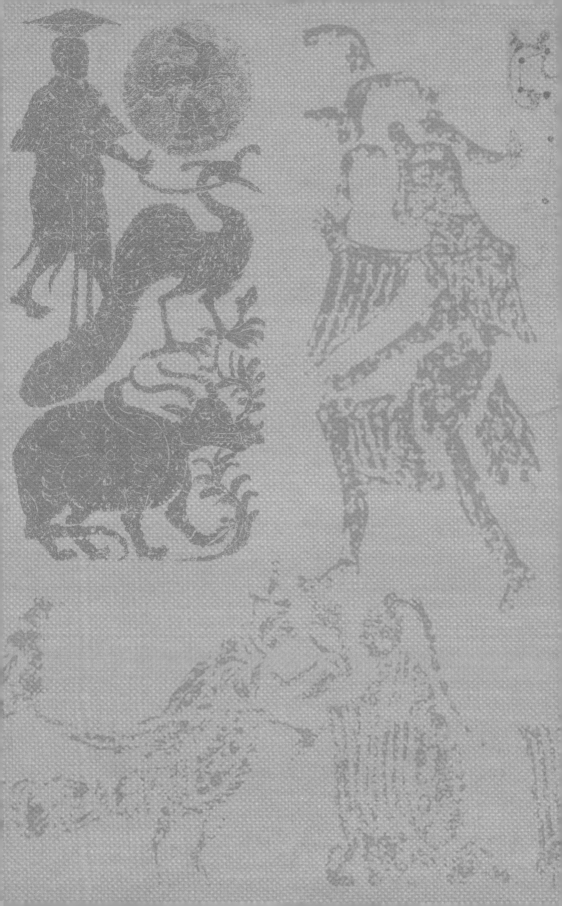

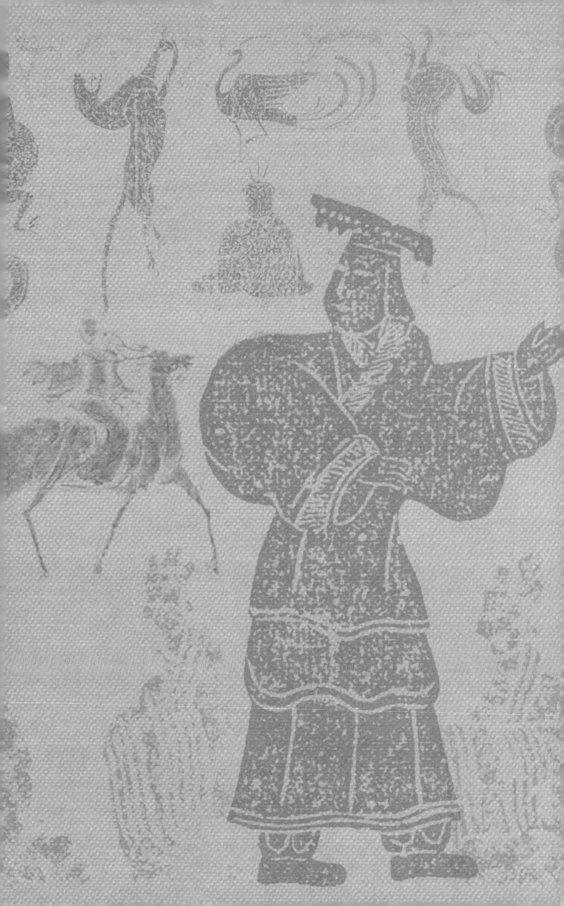

中国古医籍整理丛书

小儿推拿广意

清·熊应雄辑撰

清·陈世凯重订

张建斌　校注

中国中医药出版社

·北　京·

图书在版编目（CIP）数据

小儿推拿广意/（清）熊应雄辑撰；（清）陈世凯重订，张建斌校注. —北京：中国中医药出版社，2016. 12（2020.7重印）
（中国古医籍整理丛书）
ISBN 978 - 7 - 5132 - 3844 - 1
Ⅰ.①小… Ⅱ.①熊… ②陈… ③张… Ⅲ.①小儿疾病—推拿 Ⅳ.①R244. 15

中国版本图书馆 CIP 数据核字（2016）第 300284 号

中国中医药出版社出版
北京经济技术开发区科创十三街 31 号院二区 8 号楼
邮政编码 100176
传真 010 64405750
廊坊市祥丰印刷有限公司印刷
各地新华书店经销
*
开本 710×1000 1/16 印张 11 字数 71 千字
2016 年 12 月第 1 版 2020 年 7 月第 3 次印刷
书 号 ISBN 978 - 7 - 5132 - 3844 - 1
*
定价 35. 00 元
网址 www. cptcm. com

如有印装质量问题请与本社出版部调换（010-64405510）

国家中医药管理局
中医药古籍保护与利用能力建设项目
组织工作委员会

主 任 委 员 王国强

副 主 任 委 员 王志勇　李大宁

执 行 主 任 委 员 曹洪欣　苏钢强　王国辰　欧阳兵

执行副主任委员 李　昱　武　东　李秀明　张成博

委　　　　员

各省市项目组分管领导和主要专家

　　（山东省）武继彪　欧阳兵　张成博　贾青顺

　　（江苏省）吴勉华　周仲瑛　段金廒　胡　烈

　　（上海市）张怀琼　季　光　严世芸　段逸山

　　（福建省）阮诗玮　陈立典　李灿东　纪立金

　　（浙江省）徐伟伟　范永升　柴可群　盛增秀

　　（陕西省）黄立勋　呼　燕　魏少阳　苏荣彪

　　（河南省）夏祖昌　刘文第　韩新峰　许敬生

　　（辽宁省）杨关林　康廷国　石　岩　李德新

　　（四川省）杨殿兴　梁繁荣　佘曙光　张　毅

各项目组负责人

　　王振国（山东省）　王旭东（江苏省）　张如青（上海市）

　　李灿东（福建省）　陈勇毅（浙江省）　焦振廉（陕西省）

　　蔡永敏（河南省）　鞠宝兆（辽宁省）　和中浚（四川省）

项目专家组

顾　问　马继兴　张灿玾　李经纬

组　长　余瀛鳌

成　员　李致忠　钱超尘　段逸山　严世芸　鲁兆麟
　　　　郑金生　林端宜　欧阳兵　高文柱　柳长华
　　　　王振国　王旭东　崔　蒙　严季澜　黄龙祥
　　　　陈勇毅　张志清

项目办公室（组织工作委员会办公室）

主　任　王振国　王思成

副主任　王振宇　刘群峰　陈榕虎　杨振宁　朱毓梅
　　　　刘更生　华中健

成　员　陈丽娜　邱　岳　王　庆　王　鹏　王春燕
　　　　郭瑞华　宋咏梅　周　扬　范　磊　张永泰
　　　　罗海鹰　王　爽　王　捷　贺晓路　熊智波

秘　书　张丰聪

前 言

　　中医药古籍是传承中华优秀文化的重要载体，也是中医学传承数千年的知识宝库，凝聚着中华民族特有的精神价值、思维方法、生命理论和医疗经验，不仅对于传承中医学术具有重要的历史价值，更是现代中医药科技创新和学术进步的源头和根基。保护和利用好中医药古籍，是弘扬中国优秀传统文化、传承中医学术的必由之路，事关中医药事业发展全局。

　　1949 年以来，在政府的大力支持和推动下，开展了系统的中医药古籍整理研究。1958 年，国务院科学规划委员会古籍整理出版规划小组在北京成立，负责指导全国的古籍整理出版工作。1982 年，国务院古籍整理出版规划小组召开全国古籍整理出版规划会议，制定了《古籍整理出版规划（1982—1990）》，卫生部先后下达了两批 200 余种中医古籍整理任务，掀起了中医古籍整理研究的新高潮，对中医文化与学术的弘扬、传承和发展，发挥了极其重要的作用，产生了不可估量的深远影响。

　　2007 年《国务院办公厅关于进一步加强古籍保护工作的意见》明确提出进一步加强古籍整理、出版和研究利用，以及

"保护为主、抢救第一、合理利用、加强管理"的方针。2009年《国务院关于扶持和促进中医药事业发展的若干意见》指出，要"开展中医药古籍普查登记，建立综合信息数据库和珍贵古籍名录，加强整理、出版、研究和利用"。《中医药创新发展规划纲要（2006—2020)》强调继承与创新并重，推动中医药传承与创新发展。

2003～2010年，国家财政多次立项支持中国中医科学院开展针对性中医药古籍抢救保护工作，在中国中医科学院图书馆设立全国唯一的行业古籍保护中心，影印抢救濒危珍本、孤本中医古籍1640余种；整理发布《中国中医古籍总目》；遴选351种孤本收入《中医古籍孤本大全》影印出版；开展了海外中医古籍目录调研和孤本回归工作，收集了11个国家和2个地区137个图书馆的240余种书目，基本摸清流失海外的中医古籍现状，确定国内失传的中医药古籍共有220种，复制出版海外所藏中医药古籍133种。2010年，国家财政部、国家中医药管理局设立"中医药古籍保护与利用能力建设项目"，资助整理400余种中医药古籍，并着眼于加强中医药古籍保护和研究机构建设，培养中医古籍整理研究的后备人才，全面提高中医药古籍保护与利用能力。

在此，国家中医药管理局成立了中医药古籍保护和利用专家组和项目办公室，专家组负责项目指导、咨询、质量把关，项目办公室负责实施过程的统筹协调。专家组成员对古籍整理研究具有丰富的经验，有的专家从事古籍整理研究长达70余年，深知中医药古籍整理研究的重要性、艰巨性与复杂性，履行职责认真务实。专家组从书目确定、版本选择、点校、注释等各方面，为项目实施提供了强有力的专业指导。老一辈专家的学术水平和智慧，是项目成功的重要保证。项目承担单位山东中医药大学、南京中医药大学、上海中医药大学、福建中医药大学、浙江省中医药研究院、陕西省中医药研究院、河南省中医药研究院、辽宁中医药大学、成都中医药大学及所在省市中医药管理部门精心组织，充分发挥区域间互补协作的优势，并得到承担项目出版工作的中国中医药出版社大力配合，全面推进中医药古籍保护与利用网络体系的构建和人才队伍建设，使一批有志于中医学术传承与古籍整理工作的人才凝聚在一起，研究队伍日益壮大，研究水平不断提高。

本着"抢救、保护、发掘、利用"的理念，该项目重点选择近60年未曾出版的重要古医籍，综合考虑所选古籍的保护价值、学术价值和实用价值。400余种中医药古籍涵盖了医经、基础理论、诊法、伤寒金匮、温病、本草、方书、内科、外科、女科、儿科、伤科、眼科、咽喉口齿、针灸推拿、养生、医案医话医论、医史、临证综合等门类，跨越唐、宋、金元、明以迄清末。全部古籍均按照项目办公室组织完成的行业标准《中医古籍整理规范》及《中医药古籍整理细则》进行整理校注，绝大多数中医药古籍是第一次校注出版，一批孤本、稿本、抄本更是首次整理面世。对一些重要学术问题的研究成果，则集中收录于各书的"校注说明"或"校注后记"中。

"既出书又出人"是本项目追求的目标。近年来，中医药古籍整理工作形势严峻，老一辈逐渐退出，新一代普遍存在整理研究古籍的经验不足、专业思想不坚定等问题，使中医古籍整理面临人才流失严重、青黄不接的局面。通过本项目实施，搭建平台，完善机制，培养队伍，提升能力，经过近5年的建设，锻炼了一批优秀人才，老中青三代齐聚一堂，有效地稳定了研究队伍，为中医药古籍整理工作的开展和中医文化与学术的传承提供必备的知识和人才储备。

本项目的实施与《中国古医籍整理丛书》的出版，对于加强中医药古籍文献研究队伍建设、建立古籍研究平台，提高古籍整理水平均具有积极的推动作用，对弘扬我国优秀传统文化，推进中医药继承创新，进一步发挥中医药服务民众的养生保健与防病治病作用将产生深远影响。

第九届、第十届全国人大常委会副委员长许嘉璐先生，国家卫生计生委副主任、国家中医药管理局局长、中华中医药学会会长王国强先生，我国著名医史文献专家、中国中医科学院马继兴先生在百忙之中为丛书作序，我们深表敬意和感谢。

由于参与校注整理工作的人员较多，水平不一，诸多方面尚未臻完善，希望专家、读者不吝赐教。

国家中医药管理局中医药古籍保护与利用能力建设项目办公室

二〇一四年十二月

许 序

"中医"之名立，迄今不逾百年，所以冠以"中"字者，以别于"洋"与"西"也。慎思之，明辨之，斯名之出，无奈耳，或亦时人不甘泯没而特标其犹在之举也。

前此，祖传医术（今世方称为"学"）绵延数千载，救民无数；华夏屡遭时疫，皆仰之以度困厄。中华民族之未如印第安遭染殖民者所携疾病而族灭者，中医之功也。

医兴则国兴，国强则医强。百年运衰，岂但国土肢解，五千年文明亦不得全，非遭泯灭，即蒙冤扭曲。西方医学以其捷便速效，始则为传教之利器，继则以"科学"之冕畅行于中华。中医虽为内外所夹击，斥之为蒙昧，为伪医，然四亿同胞衣食不保，得获西医之益者甚寡，中医犹为人民之所赖。虽然，中国医学日益陵替，乃不可免，势使之然也。呜呼！覆巢之下安有完卵？

嗣后，国家新生，中医旋即得以重振，与西医并举，探寻结合之路。今也，中华诸多文化，自民俗、礼仪、工艺、戏曲、历史、文学，以至伦理、信仰，皆渐复起，中国医学之兴乃属必然。

迄今中医犹为国家医疗系统之辅，城市尤甚。何哉？盖一则西医赖声、光、电技术而于 20 世纪发展极速，中医则难见其进。二则国人惊羡西医之"立竿见影"，遂以为其事事胜于中医。然西医已自觉将入绝境：其若干医法正负效应相若，甚或负远逾于正；研究医理者，渐知人乃一整体，心、身非如中世纪所认定为二对立物，且人体亦非宇宙之中心，仅为其一小单位，与宇宙万象万物息息相关。认识至此，其已向中国医学之理念"靠拢"矣，虽彼未必知中国医学何如也。唯其不知中国医理何如，纯由其实践而有所悟，益以证中国之认识人体不为伪，亦不为玄虚。然国人知此趋向者，几人？

国医欲再现宋明清高峰，成国中主流医学，则一须继承，一须创新。继承则必深研原典，激清汰浊，复吸纳西医及我藏、蒙、维、回、苗、彝诸民族医术之精华；创新之道，在于今之科技，既用其器，亦参照其道，反思己之医理，审问之，笃行之，深化之，普及之，于普及中认知人体及环境古今之异，以建成当代国医理论。欲达于斯境，或需百年欤？予恐西医既已醒悟，若加力吸收中医精粹，促中医西医深度结合，形成 21 世纪之新医学，届时"制高点"将在何方？国人于此转折之机，能不忧虑而奋力乎？

予所谓深研之原典，非指一二习见之书、千古权威之作；就医界整体言之，所传所承自应为医籍之全部。盖后世名医所著，乃其秉诸前人所述，总结终生行医用药经验所得，自当已成今世、后世之要籍。

盛世修典，信然。盖典籍得修，方可言传言承。虽前此 50 余载已启医籍整理、出版之役，惜旋即中辍。阅 20 载再兴整理、出版之潮，世所罕见之要籍千余部陆续问世，洋洋大观。

今复有"中医药古籍保护与利用能力建设"之工程，集九省市专家，历经五载，董理出版自唐迄清医籍，都 400 余种，凡中医之基础医理、伤寒、温病及各科诊治、医案医话、推拿本草，俱涵盖之。

噫！璐既知此，能不胜其悦乎？汇集刻印医籍，自古有之，然孰与今世之盛且精也！自今而后，中国医家及患者，得览斯典，当于前人益敬而畏之矣。中华民族之屡经灾难而益蕃，乃至未来之永续，端赖之也，自今以往岂可不后出转精乎？典籍既蜂出矣，余则有望于来者。

谨序。

第九届、十届全国人大常委会副委员长

许嘉璐

二〇一四年冬

王 序

中医学是中华民族在长期生产生活实践中，在与疾病作斗争中逐步形成并不断丰富发展的医学科学，是中国古代科学的瑰宝，为中华民族的繁衍昌盛作出了巨大贡献，对世界文明进步产生了积极影响。时至今日，中医学作为我国医学的特色和重要医药卫生资源，与西医学相互补充、相互促进、协调发展，共同担负着维护和促进人民健康的任务，已成为我国医药卫生事业的重要特征和显著优势。

中医药古籍在存世的中华古籍中占有相当重要的比重，不仅是中医学术传承数千年最为重要的知识载体，也是中医为中华民族繁衍昌盛发挥重要作用的历史见证。中医药典籍不仅承载着中医的学术经验，而且蕴含着中华民族优秀的思想文化，凝聚着中华民族的聪明智慧，是祖先留给我们的宝贵物质财富和精神财富。加强对中医药古籍的保护与利用，既是中医学发展的需要，也是传承中华文化的迫切要求，更是历史赋予我们的责任。

2010年，国家中医药管理局启动了中医药古籍保护与利用能力建设项目。这既是传承中医药的重要工程，也是弘扬优秀民族文化的重要举措，不仅能够全面推进中医药的有效继承和创新发展，为维护人民健康做出贡献，也能够彰显中华民族的璀璨文化，为实现中华民族伟大复兴的中国梦作出贡献。

相信这项工作一定能造福当今，嘉惠后世，福泽绵长。

国家卫生和计划生育委员会副主任

国家中医药管理局局长

中华中医药学会会长

二〇一四年十二月

马 序

马
序

一

　　新中国成立以来，党和国家高度重视中医药事业发展，重视古籍的保护、整理和研究工作。自1958年始，国务院先后成立了三届古籍整理出版规划小组，分别由齐燕铭、李一氓、匡亚明担任组长，主持制订了《整理和出版古籍十年规划（1962—1972）》《古籍整理出版规划（1982—1990）》《中国古籍整理出版十年规划和"八五"计划（1991—2000）》等，而第三次规划中医药古籍整理即纳入其中。1982年9月，卫生部下发《1982—1990年中医古籍整理出版规划》，1983年1月，中医古籍整理出版办公室正式成立，保证了中医古籍整理出版规划的实施。2002年2月，《国家古籍整理出版"十五"（2001—2005）重点规划》经新闻出版署和全国古籍整理出版规划领导小组批准，颁布实施。其后，又陆续制定了国家古籍整理出版"十一五"和"十二五"重点规划。国家财政多次立项支持中国中医科学院开展针对性中医药古籍抢救保护工作，文化部在中国中医科学院图书馆专门设立全国唯一的行业古籍保护中心，国家先后投入中医药古籍保护专项经费超过3000万元，影印抢救濒危珍、善、孤本中医古籍 1640 余种，开展了海外中医古籍目录调研和孤本回归工作。2010 年，国家财政部、国家中医药管理局安排国家公共卫生专项资金，设立了"中医药古籍保护与利用能力建设项目"，这是继 1982～1986 年第一批、第二批重要中医药古籍整理之后的又一次大规模古籍整理工程，重点整理新中国成立后未曾出版的重要古籍，目标是形成并普及规范的通行本、传世本。

为保证项目的顺利实施，项目组特别成立了专家组，承担咨询和技术指导，以及古籍出版之前的审定工作。专家组中的许多成员虽逾古稀之年，但老骥伏枥，孜孜不倦，不仅对项目进行宏观指导和质量把关，更重要的是通过古籍整理，以老带新，言传身教，培养一批中医药古籍整理研究的后备人才，促进了中医药古籍保护和研究机构建设，全面提升了我国中医药古籍保护与利用能力。

作为项目组顾问之一，我深感中医药古籍保护、抢救与整理工作的重要性和紧迫性，也深知传承中医药古籍整理经验任重而道远。令人欣慰的是，在项目实施过程中，我看到了老中青三代的紧密衔接，看到了大家的坚持和努力，看到了年轻一代的成长。相信中医药古籍整理工作的将来会越来越好，中医药学的发展会越来越好。

欣喜之余，以是为序。

中国中医科学院研究员

马继兴

二〇一四年十二月

校注说明

《小儿推拿广意》，又名《推拿广意》或《幼科推拿广意》，三卷。清代熊应雄辑撰，陈世凯重订。约成书于清康熙十五年（1676）。是现存较佳的一部清代儿科推拿专书，《中国医学大成续集》称之为"儿科推拿法中之要籍"。

本次整理以清道光十二年（1832）嘉郡博古堂刻本为底本，以清光绪十四年（1888）戊子官刻本（简称"戊子本"）、清光绪十六年（1890）江阴学古山房刻本（简称"学古本"）为校本，以《厘正按摩要术》《保婴撮要》的通行本为他校本。本书按《中医药古籍整理工作细则》统一要求进行校注，兹说明如下：

1. 采用简体字横排形式，用现代标点方法，对原书进行重新标点。

2. 凡繁体字、异体字，径改为简体字，古字以今字律齐（如山查→山楂），不出校记。通假字，保留，首见处出校说明。

3. 对冷僻字词者加以注释，力求文理与医理一致。

4. 采用"四校合参"法，对底本和校本之间的差异（误、脱、衍、倒、错简、版蚀、疑义等）情况，采用校改、校补、校删、移正、并存、存疑的方式并出校说明。

5. 底本、校本皆有脱文，或模糊不清难以辨认者，以虚阙号"□"按所脱字数一一补入。

6. 保持原书体例，依照原文分段。卷下部分方剂的组成和服用方法，底本作一段叙述，校注本予以适当分段，以便阅读。

7. 原文中加注的小字和注文，随文小字另体，以示与正文区别。其中方药，药名与剂量与正文同，炮制方法小字另体。

8. 底本目录与正文不符者，正文正确而目录有误者，据正文订正目录并于目录处出注；目录正确而正文有错漏者，据目录订正正文，并于正文处出注。

序

　　盖古人往往以医道喻用兵。谓兵以审虚实，而脉以察阴阳。其间因时制用，凭乎一心。武穆云：神而明之，存乎其人。洵①不诬也。至于小儿，则又微乎其术者。既无声色货利之郁于中，又无劳苦饥渴之积于外，而且口不能言，脉无从测，使非有独得之秘，审色观形，以流通其血气，调和其动静，则虽爱同珍宝，未有克自遂其长成者。则调治小儿一道，岂不最微且难哉！且天之生物，栽者培之。则在小儿，正萌芽生发之时也，培之又安可不呕呕软？《康诰》②曰：如保赤子，是婴儿之抚育。古人亦兢兢乎其慎之矣。余留心于此，偶得一编，乃推拿之法，诚治小儿金丹。苦无高明讨论，藏之有年。丙辰③岁，余仗策军前，亲民青邑，去浙东开府陈公之辕仅里许。陈公神于用兵已声播寰区，而又善于此术。余得旦夕请正，以窃庆焉。然医以喻兵，此其征也。陈公素性泛爱，每以保赤为怀，不为自私，付之剞劂④，而名曰《推拿广意》，是欲公之天下后世也。然圣人大道为心，必曰老者安之，朋友信之，少者怀之。则此举非即少怀之良法也软！诚可为拔婴保赤之筮鉴⑤云尔。

西蜀后学熊应雄运英谨识

---

① 洵（xún 寻）：诚然，实在。
② 康诰：《尚书》中的一篇，是周成王封康叔时作的训辞文告。
③ 丙辰：此指清康熙十五年（1676）。
④ 剞劂（jījué 机厥）：雕板，刻印。
⑤ 筮鉴：筮草与铜镜，引申为借鉴。

目 录

卷中

卷 上

总 论

夫人之所藉以为生者，阴阳二气也。阴阳顺行，所①则消长自然，神清气爽；阴阳逆行，则往来失序，百病生焉。而襁褓童稚，尤难调摄。盖其饥饱寒热，不能自知，全恃慈母为之鞠育。苟或乳食不节，调理失常，致成寒热，颠倒昏沉。既已受病，而为父母者，不思所以得病之由，却病之理，乃反疑鬼疑神，师巫祈祷，此义理之甚谬者矣。幸仙师深悯赤子之夭折，多缘调御之未良，医治之无术，秘授是书，神功莫测②，沉离浮坎而使水火既济，泻实补虚而使五行无克。诚育婴之秘③旨，保赤之宏功也。乃有迂视斯术以为鲜当。譬如急慢惊风，牙关紧闭④，虽有丹药，无可如何。先视其病之所在，徐徐推醒，然后进药，不致小儿受苦。则推拿一道，真能操造化、夺天功矣，岂不神欤。然治当分六阴六阳，男左女右，外呼内应。三关取热，六腑取凉。男子推上三关为热，为补，退

① 所：疑衍。
② 测：原作"回"，据戊子本、学古本改。
③ 秘：原作"秋"，据戊子本、学古本改。
④ 闭：原作"闲"，据戊子本、学古本改。

卷
上

一

下六腑为凉，为泻。女子推下三关为凉，推上六腑为热。男顺女逆，进退之方，须要熟审。凡沉迷霍乱，口眼歪斜，手足掣跳，惊风呕吐，种种杂①症，要而言之，止有四症。四症分为八候，八候变为二十四惊。阳掌十八穴，阴掌九穴。筋看三关，功效十二。惊有缓急生死之症，法有捏推拿做之功。先须寻筋推察，次用灯火按穴而行。审病针灸，对症投汤，无不随手而应。毋偏己见，毋作聪明，因症次第，分别而施。此为不传之秘诀也。留心救世者，曷慎勉旃。

指南赋

保婴一术，号曰哑科②。口不能言，脉无可视。惟形色以为凭，竭心思而施治。故业擅于专门，以补化工不及。欲知其病，必观乎色。左颊青龙属肝，右颊白虎属肺。天庭高而离阳心火，地阁低而坎阴肾水。鼻在面中，脾应唇际。观乎色之所见，知其病之所起。舌乃心之苗，目为肝之液，胃流注于两颐，肾通窍于两耳。爪则筋余，而脾为之运。发乃血余，而肾为之主。脾司手足，肾运牙齿。苟本脏之或衰，即所属之失意。能观乎外，可知其内。红光见而热痰壅盛，青色露而惊痫怔悸。如煤之黑兮

---

① 杂：原作"離"，据学古本改。
② 科：原作"利"，据戊子本、学古本改。

中恶传逆，似橘之黄兮①脾伤吐痢。白乃疳劳，紫为热炽。青遮口角难医，黑掩太阳莫治。年寿赤光，多生脓血；山根青黑，频见灾危。朱雀贯于双瞳，火入水乡；青龙绕于四白②，肝乘脾部。泻痢而面赤者须防，咳嗽而色青者可畏。面青而唇口撮，疼痛方殷；面赤而目窜视，惊搐将至。火光焰上③，外感风寒。金气浮上④，中藏积滞。乍白乍黄，疳热连绵；又赤又青，风邪紧急。气乏⑤兮囟陷成坑，血衰兮头毛作穗。脾冷则口角流涎，肝热⑥则目生眵泪。面目虚浮，定腹胀而气喘；眉毛频蹙，必腹痛而多啼。风气二池如黄土，则为不宜；左右两颊似青黛，即成客忤。风门黑主疝而青主惊，方广昏暗凶而光滑吉。手如数物兮肝风将发，面若涂朱兮心火实炎。伸缩就冷，阳热无疑；坐卧爱暖，阴寒可必。肚大脚细，脾欲困而成疳；目瞪口张，势已危而必毙。察之若精，必必⑦得理。鸦声鱼口，枉费神思；肉脱皮干，神劳气乏⑧。蛔出兮脾胃将⑨败，唇冷兮脏肺先亏。然五体以头为尊，一面惟神可恃。

---

① 兮：原作"分"，据戊子本、学古本改。
② 四白：学古本作"两目"。
③ 焰上：学古本作"焰焰"。
④ 浮上：学古本作"浮浮"。
⑤ 乏：原作"之"，据戊子本、学古本改。
⑥ 肝热：原作"肝脾"，据学古本改。
⑦ 必必：学古本作"必然"。
⑧ 神劳气乏：原作"穴劳气力"，据戊子本、学古本改。
⑨ 将：戊子本、学古本作"皆"。

况乎声有轻重之不同，啼有干湿之顿异。病之初作，必先
呵欠；火之将发，忽作惊啼。重舌木石①，热积心脾；哽
气喘气，火伤肝肺。齿龈宣露牙疳，丁奚②哺露食积。心
热欲睡而不能，脾热③好睡而不歇。咳嗽失④音者肺痿，病
后失音者肾怯。腹痛而口流清水者虫多，泻痢而大⑤便酸
臭者食积。口频噏⑥而脾虚，舌长伸而心热。烦热在心，
恶见灯光；疳热在脾，爱吃泥土。鸡胸兮肺火胀于胸膈，
龟背兮肾风入于骨髓。鼻干黑燥，金受水刑；肚大青筋，
土遭木克。瘿瘤疮疥，皆胎⑦毒之留连；五疳泻痢，总食
积之停滞。腹痛寒侵，口疮热炽。脐风忌于一腊⑧，变蒸
防于周年。惊自热来，痫由痰至。惊本心生，风从肝使。
急惊属热，宜乎清凉；慢惊属虚⑨，宜于补治。痘曰天疮，
疹曰麻子。痘属五脏，疹属六腑。疹宜清凉，痘宜温补。
先明阴阳，次识脏腑。补泻得宜，治有何误。贵临机之通
变，毋执一之成模。

---

① 石：戊子本作"舌"，义胜。
② 丁奚：原作"不奚"，疑误。丁奚，病名，又名丁奚疳。《诸病源候
论》卷四十七有："小儿丁奚病者，由哺食过度，而脾胃尚弱，不能消磨故
也。"据改。
③ 热：原作"日"，据戊子本、学古本改。
④ 失：原作"矢"，据戊子本、学古本改。
⑤ 大：原作"夫"，据戊子本、学古本改。
⑥ 噏：聚缩嘴唇而吸取。
⑦ 胎：原作"脂"，据戊子本、学古本改。
⑧ 一腊：宋代民间风俗，生子七日为一腊。
⑨ 虚：原作"疸"，据戊子本、学古本改。

入门察色

五行多在面，吉凶要观形。赤红多积热，风生肝胆惊。面黄多食积，唇白是寒侵。青黑眉间出，黄粱梦里人。五声由肺出，肺绝哭无声。气短咽喉塞，喘多医者惊。哑声热不退，腹痛冷相侵。听罢知虚实，存知在耳鸣。小儿无脉胗^①，吉凶虎口凭。

面部气色，为十二经总现之处。而五位色青者，惊积不散，欲发风候。五位色红者，伤寒痰积壅盛，惊悸不宁。五位色积^②者，食积癥瘕，疳候痞癖。五位色白者，脉气不实，滑泄吐痢。五位色黑者，脏腑欲绝，为疾危恶候。面青眼青，肝之病也。面赤唇红，心之病也。面黄鼻黄，脾之病也。面颊白色，肺之病也。五脏各有所生。细探其色，即知表里虚实，禀赋盈亏。其补泻寒热之法，诚大彰明较著也。

五视法

凡视小儿神气脉色有五：一视两目，二听声者，三视囟门，四视形貌，五视毛发。但此五者，虽不能全，若得两目精神，声音响亮，十可保其六七耳。

---

① 胗：同"诊"。下同。
② 积：按文义和医理当为"黄"。

一视两目。夫两目乃五脏精华所聚，一身精气所钟①。若睛珠黑光满轮，精神明快，儿必长寿。虽然加病②，亦易痊愈。若白珠多，黑珠昏朦，睛珠或黄或小，精神昏懒，此父母先天之气薄弱，禀受既亏，儿多灾患也。

二听声音。凡小儿声音大而响亮，乃五脏六腑气血充盈，儿必易长成人。如生来不曾大声啼哭，此必有一脏阴窍之未通，神气之未足。或声如啾唧咿唔之状，此儿不寿必矣。

三视囟门。盆③儿前囟门乃禀母血而充，后囟门乃受父精而实。若前后囟门充实，其儿必寿。如父母④精气不足，耽嗜酒色，令儿后囟空虚不实。如母之原禀不足，血弱病多，令儿前囟虚软不坚，多生疾病。如父母气血俱不足，其儿必夭。若此，则其父母亦不能保其天年耳。前囟即道家所谓泥⑤丸宫，后囟即脑后顶门中，名目⑥百会。前后囟门俱不合，名曰解颅。

四视形貌。凡儿口大鼻端，眉⑦清目秀，五岳相朝，部位相等，此乃福寿之基，一生无疾。如口小鼻㖞，眉心促皱，皮肤涩滞，虽无病而终夭。设或不夭，而终贫

① 钟：集聚、汇聚。原作"种"，据学古本改。
② 虽然加病："然加"二字原脱，据戊子本、学古本补。
③ 盆（xī兮）：学古本作"盈"。
④ 父母：按文义当为"父"。
⑤ 泥：原作"犯"，据学古本改。
⑥ 目："曰"之误。
⑦ 眉：原脱，据戊子本、学古本补。

贱也。

　　五视毛发。夫毛发受母血而成，故名血余也。母血充实，儿发则色黑而光润。母血虚弱，或胎漏败堕，或纵①酒多淫，儿发必黄稿②焦枯。或生疳瘦③之患，寿亦不长之兆也。

正面诸穴之图

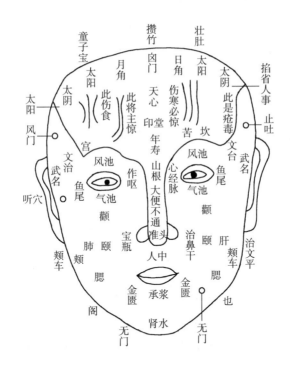

---

①　纵：原作"维"，据戊子本、学古本改。
②　稿：原作"积"，据戊子本、学古本改。稿，同"槁"，没有光泽。
③　疳瘦：病证名，出《小儿药证直诀》等。指疳疾肌肉消瘦。

前脉不足者父母血弱也

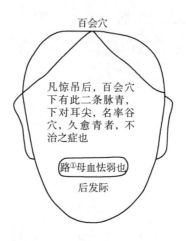

百会穴

凡惊吊后，百会穴下有此二条脉青，下对耳尖，名率谷穴，久愈青者，不治之症也

路①母血怯弱也

后发际

面上诸穴歌

心属火兮居额上，肝主左颊肺右向，肾水在下颏所思②，脾唇上下准头相。肝青心赤肺病白，肾黑脾黄不须惑，参之元气实与③虚，补泻分明称神术。额上青纹因受惊，忽然灰白命远巡，何如早早求灵药，莫使根源渐渐深。印堂青色受人惊，红白皆缘④水火侵，若要安然无疾病，镇惊清热即安宁。年寿微黄为正色，若平更陷夭难禁，忽然痢疾黑危候，霍乱吐泻黄色深。鼻头无病要微

---

① 路：据底本标题，当作"父"。

② 思：同"司"。掌管。

③ 与：原缺，据戊子本、学古本补。

④ 缘：戊子本、学古本作"由"。

黄，黄甚长忧入死乡，黑色必当烦躁死，灵丹何必救其殃。两眉青者斯为吉，霍乱才生黄有余，烦躁夜啼红色见，紫由风热赤还疽。两眼根源本属肝，黑瞳黄色是伤寒，珠黄痰积红为热，黑白分明仔细看。太阳青色始方惊，赤主伤寒红主淋，要识小儿疾病笃，青筋直向耳中生。风气二池黄吐逆，若还青色定为风，惊啼烦躁红为验，两手如莲客热攻。两颊赤色心肝热，多哭多啼无休歇，明医见此不须忧，一服清凉便怡悦。两颧微红虚热生，红赤热甚痰积停，色青脾受风邪症，青黑脾风药不灵。两腮青色作虫医，黄色须知是滞颐，金匮之纹青若见，遭惊多次不须疑。承浆黄色食时惊，赤主惊风所感形，吐逆色黄红则痢，要须仔细与推寻。

小儿无患歌

孩儿常体貌，情态喜安然；鼻内无清涕，喉中绝没涎；头如青黛染，唇似点朱鲜；脸芳花映竹，颊绽水浮莲；喜引方才笑，非时口不宣；纵哭无多哭，虽眠不久眠；意同波浪静，情若镜中天。此上多安吉，何愁疾病缠。

调护歌

养子须调护，看承莫纵驰。乳多终损胃，食壅即伤脾。衾厚非为益，衣单正所宜。无风频见日，寒暑顺天时。

入门候歌

五指梢头冷，惊来不可当；若逢中指热，必定是伤寒。中指独是冷，麻痘症相传。男左女右手，分明仔细详。初起寅关浅，纹侵过卯深；生枝终不治，辰泣①命难存。

入门试法

男左女右。看关文②时，即掐中指节。舌出者死，吸而痛者生③。如久不醒，掐中指、咬昆仑穴。

虎口三关之图

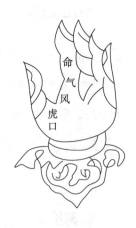

---

① 泣：学古本作"位"。

② 文：同"纹"。

③ 生：原作"二"，据学古本改。

虎口：叉手处是也；三关：第二指爪是也。风关：第一节，寅位；气关：第二节，卯位；命关：第三节，辰位。

四十九脉图解①

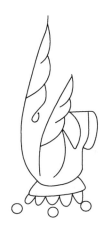

流珠形 主夹食膈热，三焦不和，气不顺，饮食欲吐，或泻，肠鸣自利，烦躁啼哭。

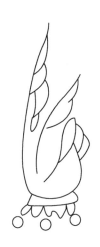

环珠形 主气不和，脾胃虚弱，饮食伤滞，心腹膨胀，烦闷作热。

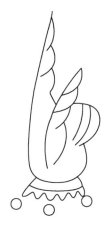

长②珠形 主夹积食，肚腹疼痛，或发寒热，胁肋膨胀，饮食不化，虫动不安。

---

① 四十九脉图解：原缺，据目录和正文补。
② 长：学古本作"地"。

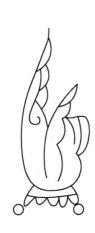 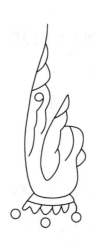 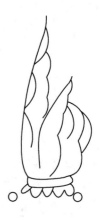

来蛇形 主中脘不和，积气攻敖，饮食不下，疳气欲传，脏腑不宁，膨满干呕。

去蛇形 主脾胃虚弱，食积吐泻，烦躁气粗，渴烦喘息，饮食不化，神困多睡。

弓反外形 主痰热，心神不宁，睡卧不稳，身体作热，夹惊夹食，风痫等症。

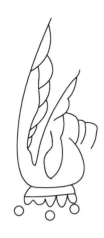 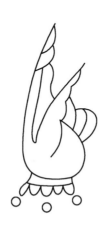 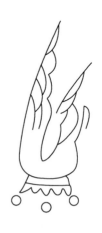

弓反里形
主感受寒邪，
头目昏重，心
神惊悸，沉默
倦怠，四指稍
冷，咳嗽多痰，
小便赤色。

枪形 主邪
热痰盛，精神恍
惚，睡不安稳，
生风发搐，惊风
传受。

鱼骨形 主
惊风痰热症候，
速宜截风化痰，
利惊退热。若失
于治，必变他症。

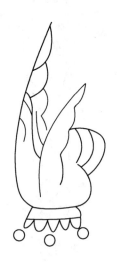

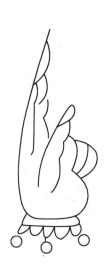

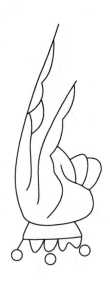

水字形 在风关主惊风入肺，咳嗽面赤。气关主膈有虚涎，虚积停滞。命关主惊风，疳疾，危笃。

针形 在风关青黑色主水惊。气关赤色主疳积。命关有此五色者，及通度三关，主急慢惊风，难治。

透关射指形 主惊风痰热四症，皆聚胸膈而不散。其候虽重，症顺则可治疗。

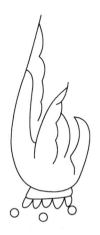 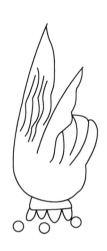 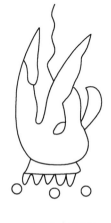

透关射甲形

主惊风恶候。传
入经络则风热发
生；并入八候，
虚痰壅塞，危急
之症，最难疗治。

脉 如 乱 丝

主腹中冷泻，唇
色青白，手足似
冰，虚生惊跳。

形 如 蛇 尾

色紫红，主惊
食伤脾，又夹
风寒①，头面
胸腹，温温
作热。

---

① 风寒：学古本作"脉寒"。

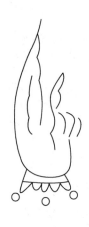

此脉须知是风脉。

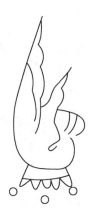

此脉方知是气脉。

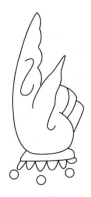

此形在风关，主疳积病。

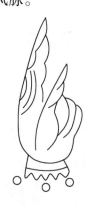

主惊风气伤寒①。

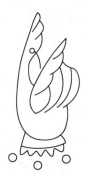

此形如环。见风关，主肝脏疳有积聚。气关，主疳入胃，吐逆不治。命关，无药可治。

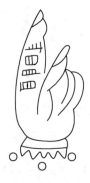

此纹若在风气二关易治。命关通度难治。

① 主惊风气伤寒：此处疑有脱文，当有脉形描述。

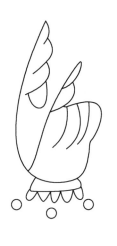

曲向里者是
气疳。

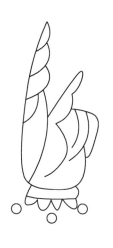

曲向外者是
风疳。

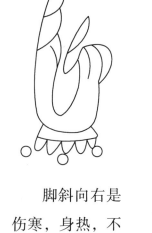
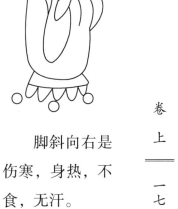

脚斜向右是
伤寒，身热，不
食，无汗。

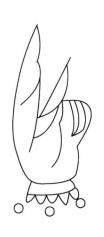

脚斜向左是
伤风，身热，不
食，有汗。

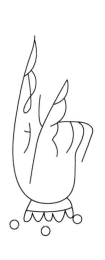

双钩脉者，
即是伤寒。

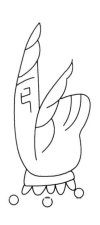

三曲如长虫
者，是伤哽物。

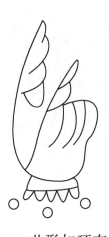

此形如环有
脚者，是伤食。

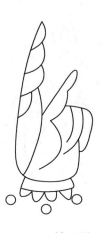

三 枪 形，
主疳积候。

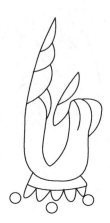

脉形如鸥飞，
主惊风。

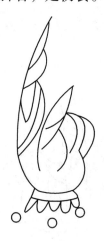

此形主中焦
热病。

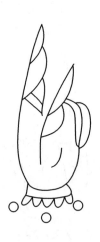

如形两曲交
连①者，主风候。

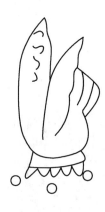

世人要识伤
冷证，三突西兮
三凸东②。

---

① 连：学古本作"运"。

② 三突……凸东：此处"突""凸"两字当同义。

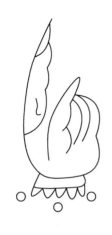 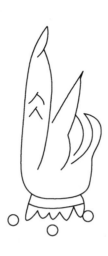 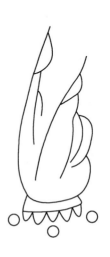

此形主耳鼻
冷疮疳虫。

两脉皆曲，
主蛔虫。

中央大两头
尖，红色者，主
惊风发热。若透
三关，主无辜疳
疾，必死。

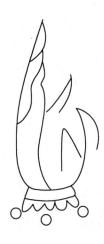 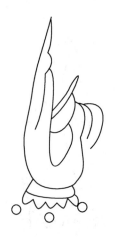 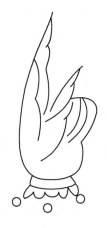

头小尾大，黄色者，主硬物伤胃，壮热眠闲①或惊吊。

红色在节中间通直者，主惊风发搐。一头红一头白者，顺。

紫色至关，乃是疳，必死。

----

① 眠闲：疑为"眼闭"。

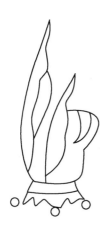 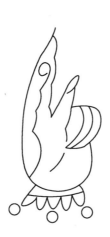 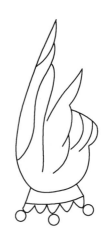

上红下白，名为火光，火克金也。过关及抵五行相克者，必死。

此形如曲虫。在风关，主①疳积聚，胞高肚大。气关，主大肠秽积。命关，主心脏传肝，难治。

凡脉不见虎口，如云尘色者，是客忤鬼祟之脉，宜求神禳之。脉见大小不均，定主有凶。

① 主：原作"三"，据学古本及前后文例改。

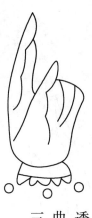

三曲透命关，主惊风死。

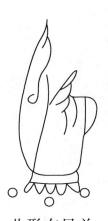

此形在风关，主肝脏疳积。气关，主脾冷吐逆，不治。命关，必死。

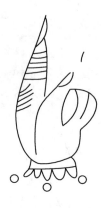

此形见关中或手上或面部，皆死候也。

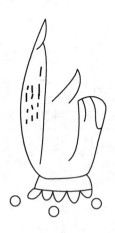

此形如乱虫，主疳食积，亦有必死之候。

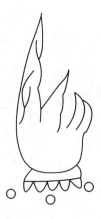

此形见风关，青色易治，是初惊候，黑色难治。在气关，青色主疳劳身热。命关，青色主虚风和传脾，难治。

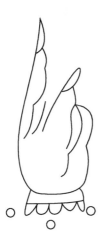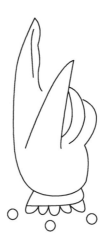

风关如乙字形，主肝
脏惊风，易治。气关如乙
字形，主惊风。命关如乙
字，青黑色难治。

主惊风，其状或单或
双，逆来。

详解脉纹

流珠只一点红色，环珠其形差①大，长珠其形圆长。
以上非谓圈子，总皆红脉贯气之如此。来蛇即是长珠散
长，一头大一头尖，去蛇亦如此。乃分其上下朝，故曰去
来。角弓反张，向里为顺，向外为逆。枪彤直上，鱼骨分
开，水字即三脉并行，针形即过关一二粒米许，射甲命脉
射外，透指命脉曲内。四十九位，悉有轻重。自微至著，

---

① 差：稍，较。

轻重参许①。色有五者，黄红紫青黑也，其病盛色能加变。黄盛即越黄红之色。红盛作紫，又成红紫之色。紫盛作青，又有青紫之色。青盛作黑，又有青黑之色。至于纯黑之色，不可得而治之也。

辨色歌

紫色红伤寒，青惊白色疳，黑纹因中恶，黄色困脾端。

五指冷热歌

入门须辨婴儿性，男左女右分明认。五指若还冷似冰，此是惊风来得盛。五指心口热似火，夹食伤寒风邪症。食中名指热风寒，食中名冷吐泻定。中指热兮是伤寒，中指冷兮麻痘认。食指热兮上身烧，食指冷兮上膈闷。中名热兮夹惊风，中名冷兮伤食症。

审候歌

囟门八字病非常，惊透三关命不长。初关乍入惊微病，次节相侵亦可防。筋赤热兮因食膈，筋青端被水风伤。筋黑却时风水冷，紫筋兼被有阴阳。寒热相均兼赤白，红筋定是热宜凉。重病不宜筋见白，筋白寒深可救

---

① 许：诸本同，据文义当作"详"。

忙。筋连大指阴寒症，筋若生花定不祥。筋带悬针主吐泻，筋纹关外命非常。四肢瘫冷腹膨胀，吐泻多因乳食伤。鱼口鸦声因气急，犬①吠人喝受惊狂。膀胱涝病真难认，天心一点散膀胱。口噫心哕并气吼，指冷昏沉命莫当。口中气喘并气急，眼翻手掣可推慌。鼻干嘴黑筋见影，牙黄口白眼睛光。声气改时颜不改，手舞足蹈语癫狂。两手乱抓如鸡爪，目睛不动眼如羊。疒论上下须凭灸，大抵横纹是痊方。天心穴上分高下，更须心细别阴阳。如此孩提筋不好，命去南柯大路旁。小儿若犯宜推早，如是推迟命必亡。病重须凭灯心断，病轻手法亦宜哀②。神仙留下真方法，后学能通③名姓扬。

脉法歌

小儿六岁须凭脉，一指三关定数息。迟冷数热古今传，浮风沉积当先识。左手人迎主外邪，右手气口主内疾。外邪风寒暑湿侵，内候乳食痰兼积。淇④紧无汗是伤寒，浮缓伤风有汗液，浮而洪大风热盛。沉而细滑⑤乳食积，沉紧腹中痛不休，沉强⑥喉间作喘急。紧促之时疹痘

---

① 犬：原作"人"，据学古本改。
② 哀：戊子本、学古本作"常"。
③ 通：原作"违"，据学古本改。
④ 淇：按文义和医理当为"浮"。
⑤ 滑：戊子本、学古本作"浊"。
⑥ 强：按文义和医理当为"弦"。

生，紧数之际惊风疾。虚软慢惊作疾疾，紧盛风痫发搐掣。软而细者为疳虫，牢而实者必便结。滑主痰壅食所伤，芤脉必主于失血。虚而有气为之惊，弦急客忤君须识。大小不匀为恶候，三至为脱二至卒，五至为虚四至损，六至平和曰无疾，七至八至病犹轻，九至十至病势极，十一二至死无疑。此诀万中无一失。凡小儿三岁以上，乃用一指按寸关尺三部。常以六七至为平脉。添则为热，减则为寒，洪浮风盛，数则多惊，沉滞为虚，沉实为积。

闻小儿声音①

心主声从肺出，肺绝啼哭无声。多啼肝胆客风惊，气缓神疲搐盛。音哑邪热侮肫②，声清毒火无侵。鸦声瘛疭候非祯克，必昱泉冥。

直声往来而无泪者是痛，连声不绝而多泪者是惊。兹燕烦躁者难愈，躁促声音者感寒。

辨小儿五音

五音以应五脏：金声响，土声浊，木声长，水声清，火声燥。肝病声悲，肺病声促，心病声雄，脾病声慢，

---

① 音：原作"育"，据戊子本改。
② 肫：同"股"。戊子本作"肺"，学古本作"阽（diàn 电）"。

肾病声沉。大①肠病声长，小肠病声短，胃病声速，脾病声清，膀胱病声微。声轻者，气弱也。重浊者，痛与风也。高声者，热欲狂也。声噎者，气不顺也。喘者，气促也。声急者，惊也。声塞②者，痰也。声战者，寒也。声浊沉静者，疳积也。喷嚏者，伤风也。呵欠者，神倦也。声沉不响者，病势危也。如生来不大啼哭，声啾唧者，夭也。既能识其声音，又当辨其气色，即知其病之根源矣。

为医固难，及幼尤难。故医者诊视小儿之证，傥③色脉精切，则死生可判。若以恐触病家之讳，犹豫其说，不吐真情，稍有差池，必遭其怨。与其受怨于后，孰若告之于先，纵有危难，夫复何怨。昔扁鹊见桓侯曰：疾在腠理，不治将深。桓侯不信。复见曰：疾在骨髓，虽司命无如之何。后果弗起。学者于此触类究心，斯有得于扁鹊之妙旨。

① 大：原作"人"，据戊子本、学古本改。
② 塞：戊子本、学古本作"寒"。
③ 傥（tǎng 倘）：同"倘"。

阳掌之图

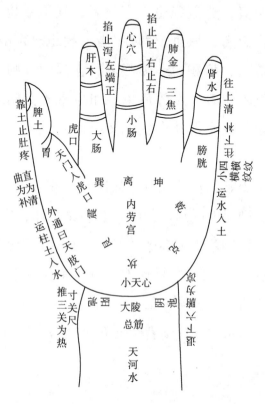

五指甲伦为主穴

阳掌十八穴部位疗病诀

脾土：补之省人事，清之进饮食。

肝木：推侧虎口，止赤白痢水泄，退肝胆之火。

心火：推之退热发汗，掐之通利小便。

肺金：推之止咳化痰，性主温利。

肾水：推之退脏腑之热，清小便之赤；如小便短，又宜补之。

运五经：运动五脏之气，开咽喉，治肚响、气吼、泄泻之症。

运八卦：开胸化痰，除气闷，吐乳食。有九重三轻之法，详见区内。

四横纹：掐之退脏腑之热，止肚痛，退口眼歪斜。

小横纹：掐之退热，除烦，治口唇破烂。

运水入土：身弱肚起青筋，为水盛土枯。推以润之。

运土入水：丹田作胀眼睁，为土盛水枯。推以滋之。

内劳宫：属火。揉之发汗。

小天心：揉之清肾水。

板门①穴：揉之除气吼，肚胀。

天门入虎口：推之和气，生血，生气。

指上三关：推之通血气，发汗。

中指节：推内则热，推外则泻。

十王穴：掐之则能退热。

---

① 板门：原作"版门"，"阳掌之图"为"肢门"，下文有"版门"，即今"板门"穴，律改。

阴掌之图

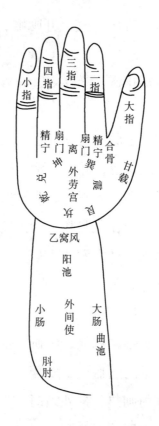

图中文字：小指　四指　三指　二指　大指　精宁　扇门　扇离　精宁　合骨　甘载　巽离　外劳宫　乙窝风　阳池　小肠　外间使　大肠曲池　肘肚

阴掌九穴部位疗病诀

五指节：掐之去风化痰，苏醒人事，通关膈闭塞。

窝风①：掐之止肚疼，发汗去风热。

威宁：掐之能救急惊②卒死，揉之即能苏醒。

---

① 窝风："阴掌之图"图示为"乙窝风"；下文有"一窝风"。
② 惊：原字漫漶，据戊子本、学古本补。

三扇门：掐之属火，发脏腑之热，能出汗。

外劳宫：揉之和五脏潮热，左清凉，右转温热。

二人上马：掐之苏胃气，起沉疴。左转生凉，右转生热。

外八卦：性凉。除脏腑秘结，通血脉。

甘载：掐之能拯危症，能祛鬼祟。

精①宁：掐之能治风哮，消痰食痞积。

附臂上②五穴疗病诀

大陵：掐之主吐。

阳池：掐之主泻。

分阴阳：除寒热泄泻。

天河水：推之清心经烦热，如吐宜多运。

三关：男左三关推发汗，退下六腑谓之凉。女右六腑推上凉，退下三关谓之热。

① 精：原字漫漶，据戊子本、学古本补。
② 上：原作"十"，形误，据目录改。

足部之图

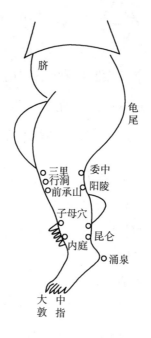

脐　龟尾　三里　行涧　前承山　委中　阳陵　子母穴　昆仑　内庭　涌泉　大敦　中指

足部十三穴部位疗病诀

脐上：运之。治肚胀气响，如症重则周回用□①火四燋。

龟尾：揉之。止赤白痢泄泻之症。

三里：揉之。治麻木顽痹。行间穴同功。

委中：掐之。治往前跌扑昏闷。

内庭：掐之。治往后跌扑昏闷。

大冲：掐之。治危急之症，舌吐者不治。

大敦：掐之爪。惊不止，将大指屈而掐之。

涌泉：揉之。左转止吐，右转止泻。

昆仑：灸①之。治急慢惊风危急等症。咬之叫则治，不叫不治。

前承山：掐之。治惊来急速者。子母穴同功。

后承山：揉之。治气吼发汗。

正形图

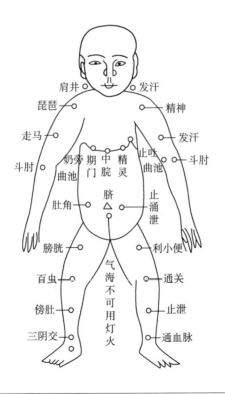

---

① 灸：原作"炙"，形误，当作"灸"，据改。下同。

背形图

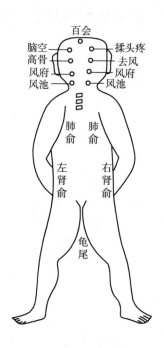

推　法

　　一推坎宫，自眉心①分过两傍。二推攒竹，自眉心交
互直上。三运太阳，往耳转为泻，往眼转为补。四运耳背
高骨，推后掐之，大指并掐一听会、二风门、三太阳、四
在额。五以一指独掐天心下、而后高骨②、耳珠、人中、

---

①　眉心：原作"看心"，据戊子本、学古本改。下同。
②　而后高骨：疑为"耳后高骨"。

承浆，俱不必太重。此面部常用不易者。举诸般惊症、伤寒、疟痢，俱不可少。如遇久病、瘦弱、多汗、痢疾，推而不掐为是。由是推手，必先从三关①，悉从指尖上起也，而亦重虎口并合谷。而不知补脾胃培一身之根本，分阴阳分一身之寒热，亦不可缓焉。运八卦，凉则多补，热则多泻。分阴阳，阳则宜重，阴则宜轻。若夫五脏六腑，如咳嗽推并行②燥推心之类，岂可一概而混施哉。总在人心，因病举指，用舍变通耳。由是推脚，宜运昆仑，以四指围而掐之。倘热急吼喘，即诸穴未推之先，在承山推下数遍为妙。其余亦在人心，症不悉。

拿 法

太阳二穴属阳明，起手拿之定醒神。耳背穴原从肾管，惊风痰吐一齐行。肩并肺经能发汗，脱肛痔漏总能遵。及至奶旁尤属胃，去风止吐力非轻③。曲④池脾经能定搐，有风有积也相应。肚痛太阴脾胃络，肚疼泄泻任拿停。下部肢肢百虫穴，调和手足止诸惊。肩上琵琶肝脏络，本宫壮热又清神。合谷穴原连虎口，开关开窍解谷⑤

---

① 必先从三关：戊子本、学古本作"先从三关推"。
② 并行：按文义和医理当为"肺烦"，即"咳嗽推肺，烦躁推心之类"。
③ 轻：原字漫漶，据戊子本、学古本补。
④ 曲：原字漫漶，据戊子本、学古本补。
⑤ 谷：按文义和医理当为"昏"。

沉。鱼肚脚胫抽骨处，醒神上泻少阳经。莫道膀胱无大助，两船闭结要他清。十二三阴交穴尽，疏①通血脉自均匀。记得急惊从上起，慢惊从下上而行。此是神仙真妙诀，须教配合要知音。天吊眼唇都向上，琵琶穴上配三阴。先是百虫穴走马，通关之后隆②痰行。角弓反张人惊怕，十二惊中急早针。肩并颊车施莫夺，荆汤调水服千金。此后男人从左刺，女人反此右边针。生死入门何处一，指头中甲掐知音。此是小儿真妙诀，更于三部看何惊。

又

究其发汗如此说，要在三关用手诀。只掐心经与内劳，大汗三至何愁些。不然重掐二扇门，大如霖雨无休歇。右治弥盛并水泻，重掐大肠经一节。侧推虎口见工夫，再推阴阳分寒热。若问男女咳嗽多，要知肺经多推说。离宫推起乾宫止，中间只许轻轻捏。一运八卦开胸开③，四推横纹和气血。五脏六腑气来闭，运动五经开其塞。饮食不进人着吓，推动脾土即吃得。饮食若减人瘦弱，该补脾土何须说。若还小便兼赤白，小横纹与肾水节。往上而推为之凉，往下而推为之热。小儿如着风水

---

① 疏：戊子本、学古本作"流"。
② 隆：戊子本作"降"。
③ 开：按文义和医理当为"膈"。

吓，推动五经手指节。先运八卦后揉之，自然平思风关脉。大便闭塞久不通，皆因六腑多受热。小横纹上用手工，揉掐肾水下一节。口吐热气心经热，只要天河水清切。总上掐到往下推，万病之中都用得。若还遍身不退热，外劳宫揉掐多些。不问大热与大潮，只消水里捞明月。天河虎口斗肘穴①，重揉顺气又生血。黄蜂入洞寒阴症，冷痰冷咳都治得。阳池穴上止头疼，一窝风治一人②疾。威灵穴救卒暴死，精灵穴治咳哕③逆。男女眼若睁上去，重揉大小天心穴。二人④上马补肾水，管教苏醒在顷刻。饮食不进分⑤咳嗽，九转三回有定穴。运动八卦分阴阳，离坎乾震有分别。肾水一纹是后溪，推上为补下为泄。小便闭塞清之妙，肾经虚便补为捷。六腑⑥专治脏腑热，遍身寒热大便结。人事昏沉总可推，去病浑如汤汗⑦雪。总⑧筋天河水除热，口中热气一⑨弄舌。心经积⑩热眼赤红，推之即好真口诀。四横纹和上下气，吼气肚痛皆可

① 斗肘穴：奇穴，在手肘曲池外，肱骨外上髁高点处。
② 一人：按文义和医理当为"肚痛"。
③ 哕：戊子本、学古本作"嗽"。
④ 人：原作"十"，学古本作"木"，皆误，当为"二"，此即"二人上马"穴，据医理改。
⑤ 分：按文义和医理当为"并"。
⑥ 腑：原作"服"，据戊子本、学古本改。
⑦ 汗：按文义和医理当为"沃"。
⑧ 总：原作"绘"，"総"之误，据戊子本改。
⑨ 一：戊子本为"并"。
⑩ 积：原作"绩"，"積"之误，据改。

止。五经能通脏腑热，八卦开胸化痰逆。胸膈痞满最为先，不是知音莫与诀。阴阳能除寒与热，二便不通并水泄①。人为昏沉痢疾攻，足见神功在顷刻。板门专治气促攻，小肠诸气快如风。男左三关推发汗，退下六腑冷如铁。女右六腑推上凉，退下三关谓之热。仙师留下救孩童，后学之人休轻泄。

看额脉

额脉二指热感寒，俱冷吐泻脏不安。食指若热胸中满，无名热者乳消难。上热下冷食中指，火惊名中指详看。

额前眉上发际以下，无名指、中指、食指三指按之俱热者，外感寒邪，鼻塞，气粗。

小儿初生至半岁，俱看额脉。周岁以上，看虎口三关。男五女六岁，方以一指分取寸关尺脉。

推拿手部次第

一推虎口三关，二推五指尖，三燃②五指尖，四运掌心八卦，五分阴阳，六看寒热推三关六腑，七看寒热用十大手法而行，八运用肘。

---

① 泄：原作"世"，据戊子本、学古本改。
② 燃：按文义当作"撚"，即"捻"。

推拿面部次第

一推坎宫，二推攒竹穴，三运太阳，四运耳背高骨廿
日下若下，五掐承浆一下，六掐两颊车一下，七掐两听会一
下，八掐两太阳一下，九掐眉心一下①，十掐人中一下。

再用两手提儿两耳三下。此乃推拿不易之诀也。

正面五色图②

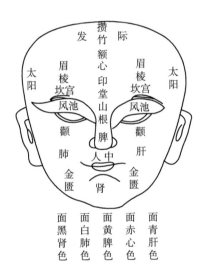

发　攒竹　际
　　额心
眉棱　印堂
坎宫　山根脾
风池
颧
肺
金匮

太阳

眉棱
坎宫
风池
颧　肝
金匮

人中

肾

太阳

面黑肾色　面白肺色　面黄脾色　面赤心色　面青肝色

推坎宫图

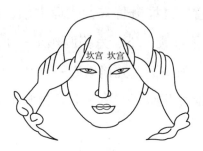

坎宫　坎宫

推攒竹图

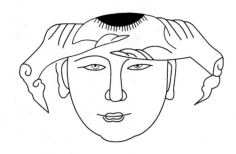

运太阳图

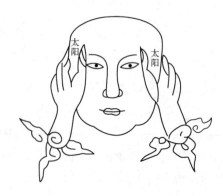

太阳　太阳

运耳背骨图

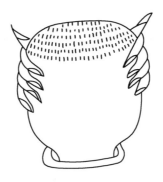

双凤展翅图①

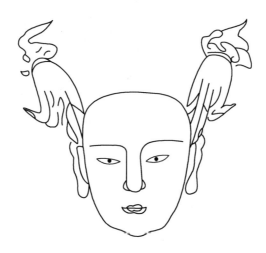

---

① 双凤展翅图：原在"推虎口三关"和"男推左手三关六腑图"之后，据学古本和戊子本改。

双凤展翅

医用二①手中食二指，捏儿两耳，往上三提，毕；次捏承浆，又指②捏颊车及听会、太阴、太阳、眉心、人中完。

推虎口三关图

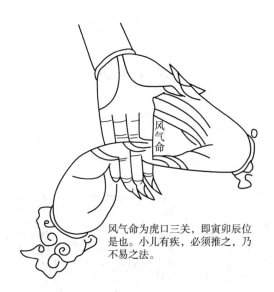

风气命为虎口三关，即寅卯辰位是也。小儿有疾，必须推之，乃不易之法。

---

① 二：学古本作"两"。
② 捏承浆又指：原脱，学古本有"捏承"二字。据戊子本补。

男推左手三关六腑图

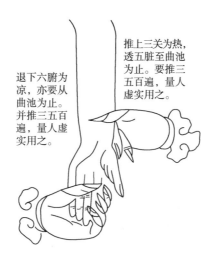

退下六腑为凉，亦要从曲池为止。并推三五百遍，量人虚实用之。

推上三关为热，透五脏至曲池为止。要推三五百遍，量人虚实用之。

女推右手三关六腑图

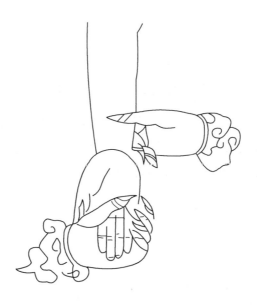

运八卦图

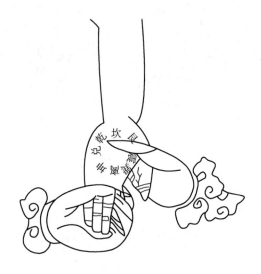

运八卦法

医用右①手拿儿左手四指，掌心朝上，右手四指略托住小儿手背。以大指自乾起至震，四卦略重。又轻运七次，此为定魄。自巽起推兑四指②略重，又轻转运七次，此为安魂。自坤推至坎四卦略重，又轻转运七次，能退热。自艮推起至离四卦略重，又轻七次，能发汗。若咳嗽者，自离宫推起至乾四卦略重，又轻运七次，再坎离二宫直七次，为水火既济也。

---

① 右：按照图示和文义为"左"。
② 指：按前后文例和医理当为"卦"。

分阴阳图

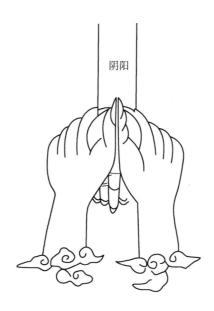

阴阳

分阴阳法

此法治寒热不均，作寒作热。将儿手掌向上，医用两手托住。将两大指往外阴阳二穴分之。阳穴宜重分，阴穴宜轻分。但凡推病，此法不可少也。

推五经图

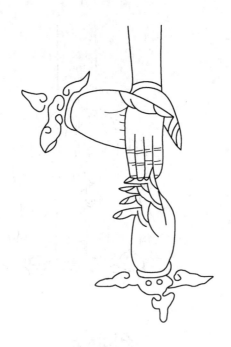

推五经法

五经者，即五指尖也，心肝脾肺肾也。如二三节即为六腑。医用左手四指托儿手背，大指掐儿掌心，右手食指曲儿指尖，下大指盖儿指尖，逐指推运。往上直为推，往右顺运为补，往右①逆运为泻。先须往上直推过，次看儿之寒热虚实，心肝肺指，或泻或补。大指脾胃，只宜多补，如热甚可略泻。如肾经或补或泻或宜清。如清肾水，

---

① 右：据文义和医理当作"左"。

在指节上往下直退是也。

黄蜂入洞图

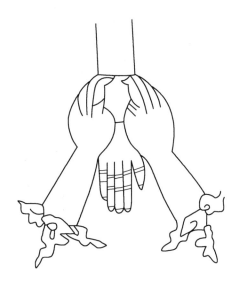

黄蜂入洞法[1]

以儿左手掌向上，医用二手中名小三指[2]托住，将二大指在三关六腑之中，左食指靠腑，右食指靠关，中掐傍揉。自总经起，循环转动至曲池边，横空三指，自下而复上，三四转为妙。

---

[1] 法：原缺，据文例和目录补。下同。
[2] 指：原作"军"，据学古本改。

苍龙摆尾图

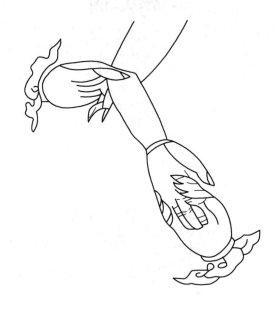

苍龙摆尾法

医右手一把拿小儿左食中名三指，掌向上。医左手侧，尝从总经起，搓磨①天河及至斗肘，略重些。自斗肘又搓磨至总经。如此一上一下三四次。医又将左大食中三指捏②斗肘，医右手前拿摇动九次。此法能退热开胸。

---

① 磨：同"摩"，下同。
② 捏：原字漫漶，据戊子本、学古本补。

二龙戏珠图

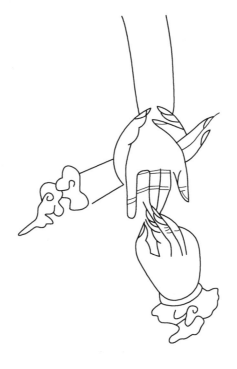

二龙戏珠法

此法性温。医将右大食中三指，捏儿肝肺二指。左大食中三指，捏儿阴阳二穴。往上一捏一捏，捏至曲池五次。热症阴捏重而阳捏轻，寒症阳重而阴轻。再捏阴阳[①]，将肝肺二指摇摆。二九三九是也。

---

① 阳：原作"湯"，据戊子本、学古本改。

赤凤摇头图

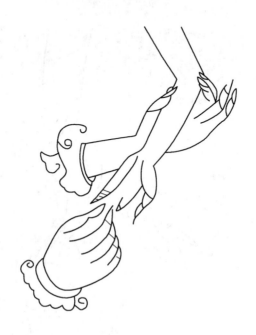

赤凤摇头法

法曰：将儿左掌向上。医左手一①食中指轻轻捏儿斗肘，医②大中食指先掐儿心指，即中指，朝上向外顺摇二十四下。次掐肠指，即食指，仍摇二十四下。再捏脾指，即大指，二十四。又捏肺指，即无名指，二十四。末后捏肾指，即小指，二十四。男左女右，手向右外，即男顺女逆也。再此即是运斗肘。先做各法完，后做此法。能通关

---

① 一：按文义和医理，当作"以"。
② 医：原字漫漶，据戊子本、学古本补。

顺气，不拘寒热，必用之法也。

猿猴摘果图

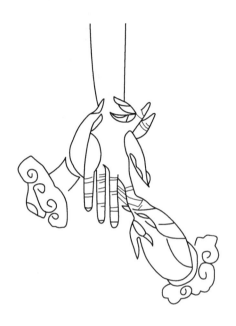

猿猴摘果法

此法性温，能治痰气，除寒退热。医用左食中指捏儿阳穴，大指捏阴穴。寒症：医将右大指从阳穴往上揉至曲池，转下揉至阴穴，名转阳过阴。热症：从阴穴揉上至曲池，转下揉至阳穴，名转阴过阳。俱揉九次。阳穴即三关，阴穴即六腑也。揉毕，再将右大指掐儿心肝脾三指，各掐一下，各摇二十四下。寒症往里摇，热症往外摇。

凤凰展翅图

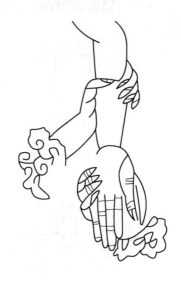

凤凰展翅法

此法性温治凉。医用两手托儿手掌向上，于总上些。
又用两手上四指在下两边爬开，二大指在上阴阳穴往两边
爬开。两大指在阴阳二穴，往两边向外摇二十四下，掐住
捏紧一刻。医左大食中三指侧拿儿肘，手向下轻摆三四
下。复用左手托儿斗肘上，右手托儿手背，大指掐住虎
口，往上向外顺摇二十四下。

飞经走气图

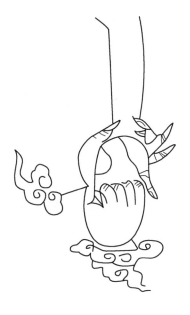

飞经走气法

此法性温。医用右手奉拿儿手四指不动，左手四指从儿曲池边起，轮流跳至总上九次。复拿儿阴阳二穴，医用右手向上，往外一伸一缩，传逆其气，徐徐过关是也。

按弦搓摩图

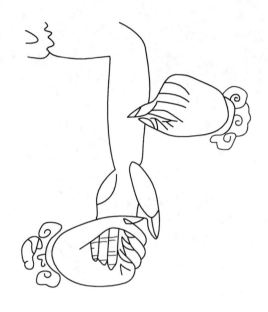

按弦搓摩法

　　医用左手拿儿手掌向上，右手大食二指，自阳穴上轻轻按摩至曲池，又轻轻按摩至阴穴止。如此一上一下九次为止。阳症关轻腑重，阴症关重腑轻。再用两手从曲池搓①摩至关腑三四次，医又将右大食中掐儿脾指，左大食中掐儿斗肘，往外摇二十四下，化痰是也。

---

　　① 搓：学古本作"推"。

水里捞明月图

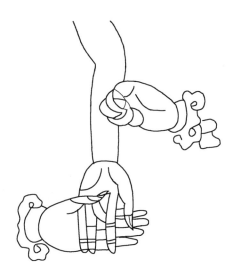

水里捞明月法

　　法曰：以小儿掌向上。医左手拿住右手，滴水一点于儿内劳宫。医即用右手四指扇七下，再滴水于总经中，即是心经。又滴水天河，即关腑居中。医口吹上四五口，将儿中指屈之。医左大指掐住，医右手捏卷，将中指节自总上按摩到曲池，横空二指。如此四五次。在关踢凉行背上，往腑踢凉入心肌①。此大凉之法，不可乱用。

---

　　① 肌：按文义和医理当为"经"，即"心经"。

打马过天河图

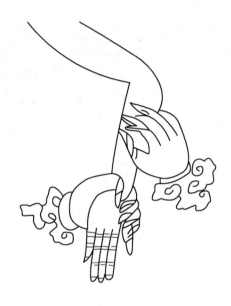

打马过天河法

此法性凉去热。医用左大指掐儿总筋，右大中指如弹琴。当河弹过曲池，弹九次。再将右大指掐儿肩井琵琶走马三穴，掐下五次是也。

脏腑歌

心经有热作痴迷，天河水过作洪池。心若有病补上膈，三关离火莫推迟。

退心经热病。掐总筋，以天河水为主。推肾经。退六腑。推脾土。推肺经。运八卦。分阴阳。揉小天心。二人上马。掐五指节。

肝经有病人闭目，推动脾土效最速。脾若热时食不进，再加六腑病除速。

退肝之病，以脾土为主。运八卦坎重。推大肠。运五经。清天河水。飞经走气。凤凰单展翅。按弦走搓摩。

脾经有病食不进，推动脾土效必应。心哕还应胃口凉，略推温热即相称。

退脾土之病，以脾土为主。推三关。运八卦，艮宫宜重。推肺经。分阴阳。推四横纹。天门入虎口。揉斗肘。

肾经有病小便涩，推动肾水即清澈。肾脉经传小指尖，依方推掐无差忒。

退肾经之病，以肾经为主。推三关。退六腑。二人上马。运八卦，兑重。分阴阳。运水入土。打马过天河。猿猴摘果。赤凤摇头。天门入虎口。揉斗肘。

胃经有病食不消，脾土大肠八卦调。妙诀神仙传世上，千金手段不饶消。

退胃经之病，以脾土肺经为主。其法与脾经法同。加运八卦，艮巽重。

大肠有病泄泻多，可把大肠久按摩。调理阴阳皆顺息，此身何处着沉疴。

退大肠之病，以大肠为主①。运土入水。推脾土。运

---

① 主：原作"上"，据戊子本、学古本改。

八卦，艮乾重，离轻。揉龟尾、脐。推肺经。推外间使。分阴阳。按弦走搓摩。

小肠有病气来攻，横纹板门推可通。用心记取精灵穴，管教却病快如风。

退小肠之病，以横纹、板门为主。揉精灵穴。推肺经。推脾土。

命门有病元气亏，脾土大肠八卦推。再推命门何所止，推临乾位免灾危。

退命①门之病，以脾土大肠八卦为主。推三关。分阴阳。推肺经。运土入水②。天门入虎口。揉斗肘。飞经走气。

三焦有病生寒热，天河六腑神仙说。能知气水解炎蒸，分别阴阳真妙诀。

退三焦之病，以天河六腑为主。揉小天心。推脾土。运八卦。运五经。掐五指节。按弦走搓摩。天门入虎口。揉斗肘。

---

① 命：原作"合"，据戊子本、学古本改。
② 运土入水：原作"运上入门"，据戊子本、学古本改。

卷 中

胎 毒

初生小儿病症，许多名状不同。马牙鹅口与脐风，重舌木舌肿痛，啼哭夜间不已，丹疡心火上攻，未曾满月病多凶，好似风前烛弄。

夫胎毒者，乃自胎中受母热血。故热盛生痰，痰①盛生风，风盛则口禁②唇撮，胸腹胀满，咽喉不利，乳食不进。初起则啼哭不已，病甚则啼哭无声。盖小儿血气薄弱，不能制伏其毒，以致心火上炎，牙龈遍生白色，名曰马牙。或上腭有白点，状如粟米，名曰鹅口。或断脐之后，风湿所伤，浸③于心脾，以致不乳口撮，肚胀青筋，名曰脐风。至于胎毒上攻，舌下像有一舌，名曰重舌。舌肿如木，名曰木舌。又或胎热脏寒，腹痛夜啼，客忤惊窜。或孕母过食辛热，积热于胎，遗热于儿，血与热相搏，而风邪乘之，遍身赤肿，名曰丹毒。其热如火，痛痒难当。或发于头面④，或发于四肢⑤胸背，俱宜急治。否则

---

① 痰：原作"已"，据戊子本、学古本改。
② 禁：同"噤"。
③ 浸：同"侵"。
④ 面：原作"而"，据戊子本、学古本改。
⑤ 四肢：原作"肢肢"，据学古本改。

毒气入腹，即难救矣。儿病初起，父母失于提防，或医者惎①投热剂，往往莫救，殊为可悯。业斯术者可不慎欤。

脐 风

风邪早受入脐中，七日之间验吉凶。若见腹疼脐湿烂，噤声口撮是为风。

凡婴孩始生一七之内，腹肚胀硬，脐畔四围浮肿，口撮眉攒，牙关不开，名脐风证。乃因剪脐带短，或结缚不紧，致水湿侵脐，客风乘虚而入，传之于心，蕴蓄其邪，复传脾络，致舌强唇青，手足微搐，口噤不乳，啼声似哑，喉中痰涎潮响。是其候也。

治法　推三关　肺经各一百二十　运八卦　脾土各一百分阴阳

如撮，只用灯火，口角两边各一燋，左右虎口各一燋，两小指四节各一燋，脑门四燋。如肚上青筋胀硬，脐周围七燋，每筋上一燋，青筋开了处一燋，涌泉穴一燋。脐肿翻出，神脱气冷者不治。

重舌鹅口

孩儿胎受诸邪热，热壅三焦作重舌。或成鹅口证堪忧，推掐还须针刺裂。

---

① 惎（jì记）：同"基"，意向、谋划、毒害。戊子本、学古本作"惧"。

凡重舌，生于舌下，挺露如舌，故曰重舌。然脾之络脉系舌旁，肝之络脉系舌本，心之络脉系舌根。此三经或为湿热风寒所中，则舌卷缩，或舒长，或肿满。木舌者，舌肿硬而妨乳食，此为风热盛也。盖舌者心之苗，心热则生疮破裂，肝壅则血出如涌，脾闭则白胎如云。热则肿满，风则强木。口合不开，四肢壮热，气喘语涩。即其候也①。

治法　推三关　心经　脾经各一百　六腑　八卦　运水入土五十　分阴阳二十四　天河水

凡鹅口者，始生婴孩，自一月内外，至半岁以上，忽口内白屑满舌，则上②腭戴碍，状如鹅口，开而不合，语声不出，乳食多艰。或生于牙龈上下，名曰马牙。皆由热毒上攻，名虽异治则一也。

治法　推三关　退六腑各一百　分阴阳　捞③明月　打马过天河

再用扁银簪脚，将牙龈刮破出血，以软绢拭净，古墨涂之。

夜　啼

夜啼四症惊为一，无泪见灯心热烦。面容夹青脐下

---

① 也：原脱，据戊子本、学古本补。
② 上：原作"土"，据戊子本改。
③ 捞：前原有"一"字，据戊子本、学古本删。

痛，睡中顿哭是神干。

凡夜啼有四：有惊热，有心热，有寒疝，有误触神祇①，而成夜啼。惊热者，为衣衾太厚，过于温暖，邪热攻心，心与小肠为表里，夜啼而遗溺者是也。心热者，见灯愈啼是也。寒疝者，遇寒即啼是也。误触神祇者，面色紫黑，气郁如怒，若有恐惧，睡中惊跳是也。

治法　推三关五十　六腑一百二十　清心经一百　捞明月分②阴阳　掐胆经

如寒疝痛啼，宜运动四横纹，揉脐并一窝风。

惊风门

胎惊潮热与月家，脐风撮口对风拿。泄泻呕逆肚膨胀，盘肠乳食感风邪。马啼鲫鱼风寒吓，担手原来是水邪。寒热不均宿沙症，急慢内吊心脾邪。天吊弯弓③肝腑病，蛇丝鹰爪及乌沙。乌鸦夜啼有他症，锁心撒手火为邪。惊风症候须当识，妙手轻轻推散他。

夫小儿有热，热盛生惊，惊盛发搐，又盛则牙关紧急而八候生焉。八候者，搐、搦、掣、颤、反、引、窜、视是也。搐者，两手伸缩。搦者，十指开合。掣者，势如相

小儿推拿广意

六二

---

① 祇：原作"祗"，形误，据改。下同。
② 分：前原有"一"字，据戊子本、学古本删。
③ 天吊弯弓：原作"天功迹弓"，据戊子本、学古本和下文改。天吊、弯弓，惊风之分类。

扑。颤者，头偏不正。反者，身仰后向。引者，臂若开弓①。窜者，目直似怒。视者，露睛不活。是谓八候也。其四症，即惊、风、痰、热是也。

胎惊　小儿初生下地，或软或硬，目不开光，全不啼哭，人事不知。乃胎中受惊，名曰胎惊。

治法　三关八十②　分阴阳一百　六腑一百　脾土一百运五经二十四　飞经走气　天门入虎口二十　揉斗肘

月家惊　小儿落地，眼红口撮头偏，左右手掐拳，哭声不出。是胎中热毒，或月内受风，痰涌心口，名曰月家惊。

治法　三关二十四　运八卦　四横纹五十　双龙摆尾揉脐及龟尾五十　中指节　内劳宫　板门掐之

青筋缝上灯火七燋，气急脐上七燋。

潮热惊　小儿身热气吼，口渴眼红，四肢掣跳。伤食感寒而成，名曰潮热惊。

治法　三关一百　肺经一百　分阴阳一百　推扇门二十

如出汗加六腑一百　清心经一百二十　水里捞明月。

脐风惊　治法见胎毒门脐风症。

呕逆惊　肚响食呕，四肢冷③，人事昏。是胃经伤食受寒，名曰呕逆惊。

---

① 开弓：原作"开口"，据戊子本改。
② 八十：原作大字，同正文。按文例当为小字注文。
③ 冷：戊子本、学古本作"逆"。

治法　三关—百　肺经—百　脾土—百　分阴阳　运八卦　四横纹各五十　飞经走气　凤凰单展翅

泄泻惊　面青唇白，肚响作泻。眼翻作渴，人事昏迷。四①六腑有寒，乳食所伤，名曰泄泻惊。

治法　推三关—百　分阴阳—百　大肠—百二十　脾土二百　二扇门—十　黄蜂入洞　揉脐及龟尾　脐围七燋

膨胀惊　寒热不均，气喘眼白，饮食不进，青筋裹肚，肚腹胀泻，名曰膨胀惊。皆因食后感寒，脾不能运。

治法　三关二百　肺经五十　脾土二百　运八卦，分阴阳五十　揉脐—百　精宁穴②　按弦搓摩　凤凰单展翅　用灯火肚上青筋四燋。

盘肠惊　气吼肚膨，饮食不进，人瘦体弱，肚起青筋，眼黄手软，大小便不通，肚腹疼痛，名曰盘肠惊。此乃六腑有寒也。

治法　三关—百　脾土—百　大肠二百　运土入水—百二十　肺经—百　补肾水—百　揉脐及龟尾

脐周围灯火七燋③；再用艾茸④灸热一团扎脐上。

马蹄惊　四肢乱舞头向上，名曰马蹄惊。此因受风热被吓之症也。

① 四：疑为"是"。
② 穴：原作"火"，据戊子本、学古本改。
③ 燋：原作"焦"。"燋"古同"焦"，火灼，据改。上文"泄泻惊"亦有"脐围七燋"。
④ 茸：同"绒"。

治法　三关二百　肺经一百　运八卦，脾土一百　天河水　大肠十五　飞经走气　以灯火燂四肢肩膊①、喉下、脐下各一燋

鲫鱼惊　口吐白沫，四肢摆动，嘴歪，常搭眼翻白，名曰鲫鱼惊。此肺经有风，脾经有寒②。

治法　三关三百　脾土二百　肺经一百　八卦　清天河运水入土五十　五经一十③　补肾水二十　掐五指节三次④　按弦搓摩　口角上下灯火四燋⑤

摆手惊　两眼向上，四肢反后，或两手垂下，眼黄口黑，人事昏沉。此因水吓。掐之觉痛者治之，不痛不治。

治法　三关　肺经各二百　横纹　天门　虎口　揉斗肘运水入土　飞经走气

宿沙惊　日轻夜重，到晚昏迷，口眼歪斜，四肢掣跳，口鼻气冷，名曰宿沙惊。乃脾肾有寒之症也。

治法　三关　六腑各一百　四横纹　运八卦　分阴阳掐五指节　掐肾水　打马过天河

急惊　口眼歪斜，四肢搐掣，痰壅心迷，人事不省，其状如死，名曰急惊。乃肝经积热，风火之症也。

治法　三关　六腑　肾水　天河　脾土二百　肺经

---

① 四肢肩膊：原作"四腹周膊"，据戊子本、学古本改。
② 经有寒：原脱，据戊子本、学古本补。
③ 一十：戊子本、学古本作"五十"。
④ 三次：原作大字，同正文。按文例改作注文，小字。
⑤ 下灯火四燋：原脱，据戊子本、学古本补。

运五经　掐五指节　猿猴摘果　咬昆仑穴　推三阴穴急惊从上往下

慢惊　面青唇白，四肢厥冷，人事昏迷，手足搐掣，眼慢痰壅，名曰慢惊。由大病之余，吐泻之后，脾土虚败，肝木无风而自动也。

治法　先掐老龙穴，有声可治，无声不可治　次用艾灸昆仑穴　推三关　肺经　肾水　八卦　脾土　掐五指节运五经　运八卦　赤凤摇头　二龙戏珠　天门入虎口　用灯火手足心四燋、心上下三燋　三阴穴慢惊从下往上

内吊惊　两眼迷闭，哭声不止，面青眼黄，手眼望内掣者，名曰内吊惊。乃肺经受寒症也。

治法　三关　肺经　脾土　肾水各一百　双凤展翅

按穴①推摩。再以竹沥灌之。又以细茶、飞盐、皂角各末②五分，水一钟，黄蜡二分，锅内溶化，入前末为饼，贴心窝即效。

天吊惊　眼向上，哭声号，四肢掣，口眼歪斜，鼻流清水，或衄血。此乃肺惊受风，或食后感寒而成。名曰天吊惊。

治法　三关　脾土　阴阳各一百　天河　六腑　肺经八卦　揉五指　重揉大小天心

又云：总筋、青筋、耳珠掐之。又将灯火脐上下

---

① 穴：原脱，据戊子本、学古本补。
② 末：原作"木"，据戊子本、学古本改。

提之。

弯弓惊 头仰后，四肢①向后，眼翻或闭，腹胀哭声不止。此乃肺经受风积痰致也，名曰弯弓惊。

治法 三关 肺经 脾经 八卦 天河 重揉手脚弯内关中界 掐脐上下 青筋缝上、喉下各三燋 又须重揉委中

书曰：手足后伸头后仰，灸脐上下即安康。

蛇丝惊 口中拉舌，四肢冷而掣，哭声不出，乃心经有热。睡中食乳，口角入风。名曰蛇丝惊。

治法 三关 六腑 阴阳 八卦 天河

略推三关，多推肾水。如舌拉不止，灯火胸前六燋。

鹰爪惊 两手爬人，捻拳咬牙，手望下，口望上，身寒战，名曰②鹰爪惊。此因被吓伤乳，心有风热也。

治法 三关 脾土 阴阳 八卦

又在大指左右手足三弯掐之，再用灯火爆手心、太阳、眉心、脚心各一燋。

乌沙惊 四肢掣跳，口唇青黑，肚胀青筋，名曰乌沙惊。此乃脏腑受寒也③症也。

治法 三关 肺经 八卦宜多推运 六腑 脾土少推内劳宫 二扇门

---

① 四肢：原作"肢肢"，据学古本改。
② 曰：原作"已"，据戊子本、学古本改。
③ 也：按文义和医理当为"之"。

再用灯火四心提之，肚上青筋缝上七燋。

乌鸦惊：手足掣跳，口眼俱闭，大叫一声，形如死状，名曰乌鸦惊。乃心有热有痰，症类急惊是也。

治法 三关 肺经 六腑 天河水 捞明月 飞经走气 脾土

若吐，四心用灯火各一燋。

夜啼惊 治法见胎毒门。

锁心惊 口吐沫，鼻流血，四肢软，好吃冷物，眼①白不哭，名曰锁心惊。心肝经有热，火盛痰壅之症也。

治法 三关 六腑 天河水 捞明月 分阴阳 运八卦 肾水 赤凤摇头

撒手惊 眼翻咬牙，手足一掣一死，名曰撒手惊。乃心经被风吓，先寒后热，有痰之症也。

治法 三关 六腑 肺经各二百 天河 脾土 八卦 赤凤摇头

将两手相合，共掐横纹。若不醒，大指头上掐之。上下气闭，人中掐之。鼻气无出入，吼气，寒热作满②，随症治之。先承山推眉心，再用灯火手上手背各二燋。若咬③牙，将两手捻④耳珠，屈中指揉颊车⑤穴，又运土

---

① 眼：原作"跟"，据戊子本、学古本改。
② 满：戊子本、学古本作"渴"。
③ 咬：原作"大"，据戊子本、学古本改。
④ 捻：原作"然"，即"撚"之误，同"捻"，据改。
⑤ 揉颊车：原作"揞烦军"，据学古本改。

入水。

惊风二十四症，惟以急慢二症为先。急惊属阳，皆由心经受热积惊，肝经生风发搐。风火交争，血乱气并，痰涎壅盛，百脉凝滞，关窍不通。内则不能升降，外则无所发泄，以致啮齿咬乳，颊赤唇红，鼻额有汗，气促痰喘，忽尔闷绝，目直上视，牙关紧急，口噤不开①，手足搐搦。此热甚而然。慢惊属阴，皆由大病之余，吐泻之后。目慢神昏，手足偏动，口角流涎，身体微温，眼目上视，两手握拳而搐。如口鼻气冷，囟门下陷②，此虚极也。脉沉无力，睡则扬睛，此真阳衰耗而阴邪独盛，此虚寒之极也。急惊属实热，宜于清凉。慢惊属虚寒，宜于温补。对症施治，斯为的当。

惊风握拳之图

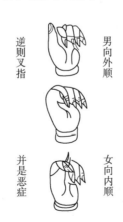

逆则叉指　　男向外顺

并是恶症　　女向内顺

---

① 开：原字漫漶。据戊子本、学古本补。
② 陷：原作"搯"，按照文义和医理当为"陷"，据改。

诸热门

诸热元初各有因，对时发者是潮名。乍来乍止为虚症，昨①作无寒属骨蒸。

夫**胎热**者，儿生三朝旬月之间，目闭而赤，眼胞浮肿，常作呻吟。或啼叫不已，时复惊烦，遍体壮热，小便黄色。此因在胎之时，母受时气热毒，或误服温剂，过食五辛，致令热蕴于内，熏蒸胎气。生下因有此症，名曰胎热。若经久不治，则成鹅口、重舌、木舌、赤紫丹瘤等症。又不可②以大寒之剂攻之。热退则寒起，传作他症，切宜慎之。

治法　推三关　退六腑　三焦　分阴阳　天河　揉外劳　运八卦自坤至坎宜多二次　掐肾水　五总　十黄穴③　运斗肘　水里捞明月　虎口、曲池各用灯火一燋④

潮热者，时热时退，来日依时而发，如潮水之应不差，故曰潮热。大抵气血壅盛，五脏惊热，熏发于外，或夹伏热，或羣宿寒。伏热者，大便黄而气臭。宿寒者，大便白而酸臭是也。

治法　推三关　补心经　运八卦　分阴阳　泻五躯⑤

---

① 昨：按照文义当为"乍"。
② 可：原脱，据戊子本、学古本补。
③ 十黄穴：即"十王穴"，下同。
④ 燋：学古本作"燺"，据文义和医理改。
⑤ 躯：按照文义和医理，当作"经"，即"五经"。

掐十王　掐中指　六腑　捞明月　斗肘

惊热者，或遇异物而触目怔心，或金石之声而骇闻悚惧。是以心既受惊，而气则不顺，身发微热而梦寐虚惊，面光而汗，脉数烦躁。治当与急惊同法也。

治法　推三关　肺经　分阴阳　推扇门　清心经　天河　五经　掐总经　运斗肘　捞明月　飞经走气

风热者，身热面青，口中亦热，烦叫不时。宜疏①风解热。若热甚而大便秘者，下之可也。

治法　推三关　泻大肠　掐心经　泻肾水　运八卦　掐总经　清天河　二龙戏珠　运斗肘

烦热者，血气两盛，脏腑实热，表里俱热，烦躁不安，皮肤壮热是也。如手足心热甚者，五心烦也。

治法　推三关　掐中平②　泻五经　掐十王　运八卦　揉外劳　分阴阳　退六腑　捞明月　打马过天河　运斗肘

脾热者，舌络微缩，时时弄舌。因脾脏积热。不可妄用凉剂。

治法　推三关　脾土　泻心火　肾水　运八卦　分阴阳　掐总经　推上三关二十四　退下六腑八十　捞明月　运斗③肘

虚热者，因病后血气未定，四体瘦弱，时多发热。一

① 疏：戊子本、学古本均作"苏"，按文义和医理当作"疏"，即"疏风"。

② 中平：奇穴名，在中指端。

③ 斗：原作"用"，据下文"虚热"条改。

日三五次者，此客热乘虚而作。宜调气补虚，其热自退。

治法　推三关　补五经　捻五指　运八卦　捞明月掐总经　推上①三关二十四　退下六腑八十②　分阴阳　飞经走气　运斗肘

实热者，头昏颊赤，口内热，小便赤涩，大便秘结，肚腹结胀。此实热之症也。宜下之，泄去脏腑之热，即安。

治法　推三关　泻五经　推大肠　清肾水　运八卦推膀胱　分阴阳　捞明月　退六腑　打马过天河　飞经走气　运斗肘

积热者，眼胞浮肿，面黄足冷，发热从头至肚愈甚。或恶闻饮食之气，呕吐恶心，肚腹疼痛。

治法　三关　五经　脾土　大肠　心经　三焦　肾水运八卦　掐总筋　分阴阳　捞明月　退六腑　飞经走气揉斗肘

疳热者，皆因过餐饮食，积滞于中，郁过成热。脾家一脏有积，不治，传之别脏，而成五疳之疾。若脾家病去，则余脏皆安矣。

治法　推三关　补脾土　推大小肠　三焦　运八卦掐总筋　分阴阳　捞明月　推上三关二十四　退下六腑八十飞经走气　运斗肘

---

① 上：原作"圭"，据戊子本改。
② 八十：原作大字，同正文。依据文例，当作注文、小字。下同。

血热者，每日辰巳时发，遇夜则凉。世人不知，多谓虚劳，或谓疳热。殊不知此乃血热症也。

治法　推三关　推上三关　退下六腑　分阴阳　运八卦　五经　掐十王①　掐总筋　肾水　捞明月　揉斗肘按弦搓摩　飞经走气

骨蒸热者，乃骨热而蒸，有热无寒，醒后渴②汗方止。非皮肤之外烧也，皆因小儿食肉太早，或素喜炙煿面食之类，或好食桃李杨梅瓜果之类。或至冬月衣绵太厚，致耗津液而成。或疳病之余毒，传作骨蒸。或腹内痞癖，有时作痛。

治法　三关　六腑　运五经　分阴阳　清天河　捞明月　肾水　掐总筋　大横纹　打马过天河

壮热者，一向不止，皆因血气壅实。五脏生热，蒸熨于内，故身体壮热，眠卧不安，精神恍惚。薰发于外，则表里俱热，甚则发惊也。

治法　三关　六腑　肺经　分阴阳　推扇门　清心经天河　五经　总经　运斗肘　捞明月　飞经走气

温壮热，与壮热相类，而有小异。但温温不甚盛，是温壮也。出③胃气不和，气滞壅塞，故蕴积体热，名曰温壮热。大便黄臭，此腹内伏热。粪白酸臭，则宿食停滞。

① 王：原作"三"，据戊子本、学古本改，即"十王穴"。
② 渴：按文义和医理当为"盗"。
③ 出：按文义和医理当为"由"。

宜微利之。

治法　三关　六腑　五经　大肠　肾水　运八卦　膀胱　分阴阳　捞明月　打马过天河

变蒸热者，阴阳水火蒸于血气，而使形体成就也。所以变者，变生五脏。蒸者，蒸养六腑。小儿初生三十二日，为之一变。六十四日，为之一①蒸。十变五蒸，计三百二十日。变蒸俱毕，儿乃成人也。婴儿之有变蒸，譬如蚕之有眠，龙之脱骨，虎之转爪，皆同类变生而长也。先看儿身热如蒸，上气虚惊，耳冷②微汗，上唇有白泡如珠，或微肿如卧蚕者，是其症也。重者身热所乱，腹痛啼叫，不能吃乳。即少与乳食，切不可妄投药饵及推拿、火灸。若误治之，必致杀人。故不立治法，特书以告之。

伤寒门

伤寒之病有多般，一概推详便觉难。面目俱红时喷嚏，气粗身热是伤寒。

伤寒一日。遍身发热，头疼脑痛，人事昏沉，胡言乱语。

治法　推三关　六腑　天河　捞明月　分阴阳　运八卦　五指尖　斗肘

无汗掐心经、内劳宫、肩井_{有汗不用}。

---

① 之一：原作"一二"，据戊子本、学古本改。
② 冷：学古本作"洽"。

伤寒二日。结胸腹胀，咀①食沉迷，内热外寒，遍体骨节疼痛。

治法　推三关　六腑　心经　分阴阳　运八卦　开胸
胸痛加肺经；饮食不进加脾土、曲池、阳池。

伤寒三日。遍身骨节疼痛，大小便不通，肚腹作胀。

治法　推三关　肺经　和阴阳　运八卦　开胸　揉斗
肘　天河入虎口　四横纹　捞明月　赤凤摇头　揉太阳
揉五指节　攒竹　曲池　肩井

伤寒四日。脚疼腰痛，眼红口渴，饮②水不进，人事
颠乱。

治法　推三关　六腑　曲池　虎口　二人上马　掐五
指节　捞明月　飞经走气　打马过天河

伤寒五日。传遍经络，或大便不通，小便自利，或噎
气霍乱。

治法　推三关　天河　脾土　八卦　肾水　劳宫　肺
经　打马过天河

伤寒六日。血气虚弱，饮食不进，腰痛气喘，心疼
头痛。

治法　推三关　肺经　横纹　八卦　天河水　捞明月
赤凤摇头　按弦搓摩　飞经走气　曲池　肩井　合谷
阴阳

---

① 咀：原作"阻"，据戊子本、学古本改。
② 饮：原作"水"，据戊子本、学古本改。

伤寒七日。传变六经，发散四肢①，各传经络。或痢，或疟，加减推之。

治法　推三关　六腑　天河　肺经　横纹　肾水　八卦　和阴阳　天门虎口　揉斗肘　曲池　肩井　太阳　推脾土

若瘅疟，揉五指中节与节根。凡推疟疾，必以常用不易者推之，而后用此法即效。

呕吐门

面青唇白胃曾惊，吐呃黄痰冷热并。乳食不通干呕逆，调和脾胃立惺惺。

有物有声名曰呕，干呕则无物。有物无声名曰吐。呕者有痰，吐则无声，呕吐出物也。胃气不和，足阳明经，胃脉络而兼之，气下行则顺。今逆上行作呕吐，有胃寒、胃热之不同，伤食、胃虚之各异。病既不一，治亦不同。诸吐不思食要节乳。凡吐不问冷热，久吐不止，胃虚生风，恐成慢惊之候，最宜预防。如已成慢脾风症，常呕腥臭者，胃气将绝之兆也。

热吐者，夏天小儿游戏日中，伏热在胃；或乳母感冒暑气，承热乳儿；或过食辛热之物，多成热吐。其候面赤唇红，五心烦热，吐次少而出多，乳片消而色黄是也。

---

① 四肢：原作"四腹"，据戊子本、学古本改。

治法　推三关　脾胃　肺经　十王穴　掐右端正　运水入土　八卦　分阴阳　赤凤摇头　揉总经　六腑　揉斗肘

冷吐者，冬月感冒风寒，或乳母受①寒，承寒乳儿，冷气入腹②，或③食生冷，或伤宿乳，胃虚不纳，乳片不化，喜热恶寒，四肢逆冷，脉息沉微，吐次多而出少者是也。

治法　推三关　补脾胃　肺经　掐右端正　八卦　分阴阳　黄蜂入洞　赤凤摇头　三关八十　六腑二十四　斗肘

伤食吐者，夹食而出。吐必酸臭，恶食，胃痛，身发潮热是也。

治法　推三关　五指尖　掐右端正　推脾土　八卦　分阴阳　捞明月　打马过天河　六腑　斗肘

虚吐者，胃气虚弱，不能停留乳食而作吐也。

治法　推三关　补五经　多补脾胃　掐右端正　运土入水　八卦　分阴阳　赤凤摇头　三关二十四　六腑　补大肠　斗肘

泄泻门④

肝冷传脾臭绿青，焦黄脾土热之形。肺伤寒色脓黏

---

① 受：底本、学古本作"又"，据文义和医理改。
② 腹：原作脱，学古本作"之"，据戊子本改。
③ 或：原作脱，据戊子本、学古本补。
④ 泄泻：原作"泄滞"，戊子本为"泄滞门"。按文例，当作"泄泻门"，据改。下同。

白，赤热因心肾热成。

胃为水谷之海，其精英流布以养五脏，糟粕传送以归大肠。内由生冷乳食所伤，外因风寒暑湿所感，饥饱失时，脾不能消，冷热相干，遂成泻利。若脾胃合气以消水谷，水谷既分，安有泻也。盖脾虚则吐，胃虚则泻，脾胃俱虚，吐泻并作。久泻不止，元气不充①，必传慢惊，宜大补之。

治法　推三关　心经　清肾水　补脾胃　掐左端正侧推大肠　外劳宫　阴阳　八卦　揉脐及龟尾　掐肚角两傍　补涌泉　掐承山

寒症加黄蜂入洞、三关、六腑、斗肘。

热症加捞明月、打马过天河、三关、六腑、斗肘。

霍乱者，挥霍撩乱也。外有所感，内有所伤。阴阳乖隔，上吐下痢，肠扰闷痛是也。

治法　三关　肺经　八卦　补脾土　大肠　四横纹　阴阳　二人上马　清双龙摆尾

又将独蒜一个，捣碎，将烧纸隔七层敷脐。若起泡，用鸡蛋清涂之，即愈②。

腹痛门

大凡腹痛初非一，不特癥瘕与疝癖。分条析类症多

---

① 充：戊子本、学古本作“脱”。
② 愈：原作“无”，据戊子本、学古本改。

端，看取论中最详悉。

盖小儿腹痛，有寒，有热，有食积、癥瘕、偏坠、寒疝，及疣虫①动痛。诸痛不同，其名亦异。故不可一概而论之。

热腹痛者，乃时痛时止是也。暑月最多。

治法　三关　六腑　推脾土　分阴重阳轻　黄蜂入洞　四横纹

寒腹痛者，常痛而无增减也。

治法　三关　运五经　二扇门　一窝风　按弦走搓摩　八卦　揉脐及龟尾

气滞食积而痛者，卒痛便秘，心胸高起，手不可按是也。

治法　推三关　分阴阳　推脾土　揉脐及龟尾　掐威灵

若腹内膨胀推大肠②。

冷气心痛者，手足厥逆，偏身冷汗，甚则手足甲青黑，脉沉细微是也。

治法　推三关　八卦　分阴重阳轻　补肾　二扇门　黄蜂入洞　鸠尾前后重揉

要葱姜推之，发汗。

---

①　疣虫：即蛔虫。
②　肠：原作"胀"，据戊子本、学古本改。

痢疾门

小儿下痢细寻推，不独成①疳积所为。冷热数般虽各异，宽肠调胃在明医。

赤白之痢，世人莫不曰赤为阳为热，白为阴为冷，或曰无积不成痢。若以冷热之法互治，必难取效。不究其原，何由②可疗。且四时八风之中人，五运六气之相胜，夏秋人多痢疾。《内经》曰：春伤于风，夏生飧③泄。其可拘于无积不成痢之说。岂一岁之中，独于夏秋④，人皆有积乎。盖风邪入胃，木能胜土，不为暴下，则成痢疾。赤白交杂，此为阴阳不分，法当分正阴阳为主。

夹热而痢者，则痢下红色。此风能动血也。

治法　推三关　六腑　清心经　和阴阳　推大肠　脾土　八卦　肾水　揉脐及龟尾

夹冷而痢者，则下纯白冻，或白上有粉红色，或似猪肝瘀血，皆为阴症。盖血得寒则凝，故也。

治法　推三关　八卦　脾土　大肠　和阴阳　天门虎口　揉脐及龟尾

---

① 成：原作"肺"，据戊子本、学古本改。
② 由：原作"山"，据戊子本、学古本改。
③ 飧：原作"食"，据戊子本、学古本改。
④ 秋：原作"积"，据戊子本、学古本改。

疟疾门

夏伤于暑秋成疟，间日连朝不少差。解表去邪须次弟①，再宜养胃固脾家。

夏伤于暑，秋必病疟。谓腠理开而汗出遇风，或得于澡浴，水气舍于皮肤。因卫气不守，邪气并居，其疾始作。伸欠寒栗，腰背俱痛，骨节烦疼，寒去则内外皆热，头疼而渴，乃阴阳二气交争，虚实更作而然。阴气独胜则阳虚，故先寒战栗。阳气独胜则阴虚，故先热。阴盛阳虚，则内外皆寒。阳盛阴虚，则内外俱热。阴阳各衰，卫气与病气相离则病愈。阴阳相搏，卫气与病气再集则病复。各随其卫气之所在，与所中邪气相合而然也。

疟疾兼呕吐肚疼者

治法　推三关　脾土　分阴阳　揉脐　运卦②

痰疟一日一发者

治法　推三关　肺经　分阴阳　八卦　按弦搓摩

久疟不退而脾气虚弱者

治宜补脾土二百，分阴阳一百，运八卦二百。

邪疟至晚发者

治宜推三关五十，脾土一百，分阴阳三百，八卦，六腑二百，天门入虎口。

---

① 弟：同"第"。
② 运卦：按文义和医理当作"运八卦"。

瘅疟但热无寒者

治宜推三关，脾土，分阴阳，八卦，肺经，六腑，间使、内关各一截，天门入虎口，斗肘。

疳疾门

五疳五脏五般看，治法详推事不难。若见面黄肌肉瘦，齿焦发竖即为疳。

大抵疳之为病，皆因过餐饮食，于脾家一脏有积。不治，传之余脏而成五疳之疾。若脾家病去，则余脏皆安。苟失其治，日久必有传变，而成无辜之疾，多致不救。可不慎哉。

治宜推三关，六腑，脾土，运八卦，大肠，五经，心经，清天河水，板门，运水入土。

积症门

头①疼身热腹微胀，足冷神昏只爱眠。因食所伤脾气弱，下须②迟缓表宜先。

夫③儿所患积症，皆因乳哺不节，过餐生冷坚硬之物，脾胃不能克化，积滞中脘。外为风寒所袭，或因夜卧失盖，致头疼面黄身热，眼胞微肿，肚腹膨胀，足冷肚热，

---

① 头：原脱。据戊子本、学古本补。

② 须：原脱，戊子本作"宜"，据学古本改。

③ 夫：原脱，据戊子本补。

喜睡神昏，饮食不思，或呕或哕，口噫酸气，大便酸臭。此为陈积所伤，先宜发表，后宜攻积。

治宜推三关，六腑，多补脾土，掐四横纹，补肾水，分阴阳，掐大肠，揉板门，小横纹，运八卦退艮重，三扇门，天门入虎口。

发热腹痛，加水底捞明月。大便秘结，多推六腑，小横纹，揉掐肾水。腹痛、泄泻，掐一窝风，揉脐及龟尾。

痞症门

本因积久成顽结，男左女右居取胁。俗云龟痨①不须听，化癖②调脾自安祐。

夫痞与否同，不通泰③也。小儿乳哺不节，久停于脾，不能克化，结成痞癖。突于胁下，或左或右，俗云龟痨。其疾皆因积滞蕴作，致有寒热肚腹疼痛，昼凉夜热。气实者先攻其痞，后投补益。气虚者先与调固脾胃，神色稍正，饮食进多，系当攻之④。若面黄唇白，发竖肌瘦，乃为虚极，不可轻下，但徐徐调理为上。

治宜推三关，脾土，大肠，肺经，四横纹，板门，精宁，二扇门，清肾水，运五经，小横纹，运八卦，小天心，黄蜂入洞，赤凤摇头，久揉脾土。

① 痨：原脱，据戊子本、学古本补。
② 癖：原脱，据戊子本、学古本补。
③ 泰：戊子本、学古本作"一"。
④ 系当攻之：学古本作"后宜攻之"。

痫症门

惊传三搐后成痫，嚼沫牙关目上翻。明辨阴阳参色脉，不拘轻重总风痰。

古人议痫最多。大抵胎内受惊，及闻大声大惊而得。盖小儿神气尚弱，惊则神不守舍，舍空则痰涎归之而昏乱。旋晕颠倒，口眼相引，目直上视，手足搐搦，背脊强直。或发时作牛马猪羊鸡犬之声，便致僵仆，口吐涎沫，不省人事。凡得此症，大属风痰郁结，上迷心包。宜多投疏风化痰，顺气镇惊之剂。更须临症参详，乃无失也。

治宜推三关，六腑，肺经，补脾土，天门入虎口，揉斗肘，掐板门，精宁，窝风，运天心，掐五指节，分阴阳，运八卦，赤凤摇头，按弦搓摩，威灵穴，揉中指，掐总筋，灸昆仑。

咳嗽门

咳嗽虽然分冷热，连声因肺感风寒。眼浮痰盛喉中响，戏水多因汗未干。

夫咳嗽者，未有不因感冒而成也。经曰：肺之令人咳，何也。岐伯曰：皮毛者，肺之合也。皮毛先受邪气，邪气得从其合，则伤于肺，是令嗽也。乍暖脱衣，暴热遇风，汗出未干，遽尔戏水，致令伤风咳嗽。初得时面赤唇红，气粗发热，此是伤风。痰壅作嗽，若嗽日久，津液枯耗，肺经虚矣。肺为诸脏华盖，卧开而坐合，所以卧则气促，坐则稍宽。乃因攻肺下痰之过，名曰虚嗽①。又当补脾而益肺，藉土气以生金，则自愈矣。

治宜推三关，六腑，肺经往上一百二十，二扇门，二人上马，五总六转六掐，多揉肺俞穴，掐五指节，合谷，运八卦，多揉大指根，掐精宁穴，涌泉，天门入虎口，板门。

痰壅气喘，掐精灵穴，再掐板门。痰结壅塞，多运八卦。干咳，退六腑。痰咳，推肺经，推脾，清肾，运八卦。气喘，掐飞经走气，并四横纹。

肿胀门

古今议肿是脾虚，大抵多从湿热为。十种根因各调治，详分补泻在临机。

古方有十肿论症。然脉浮为风虚，沉伏为水病，沉则脉络虚，伏则小便难，即为正水。脾脉虚大，多作脾肿。因循不治，乃成②水肿。盖脾属土，喜燥而恶湿，土败不能制水，则停蓄不行。留滞皮肤，故作浮肿。初得病时，是眼胞早晨浮突，至午后稍消。然此症夏与秋冬治之颇易，惟春不然。盖四时之水，无如春水泛溢，兼肝木旺而脾土受克，不能制水，所以难疗。进退不常，须徐徐调理取效。大凡小儿浮肿，先用发散，然后行泄法。

---

① 嗽：原作"嫩"，据戊子本、学古本改。
② 成：原作"放"，据学古本改。

治宜推三关一百，推脾土一百，黄蜂入洞十下，运五经五十，二扇门二十，掐威灵二十，天门入虎口二十，斗肘二十。以上泻法，泻后补法。推脾土一百，分阴阳一百，补肾一百，运土入水四十，天门入虎口、斗肘各二十。

春夏用水，秋冬用姜葱真麻油推之。再用酒一盏，飞盐少许，皂角一片为末，黄土一钟，同炒。布色①倒合掌心，掐大指节，即消。

目疾门

小儿两目忽然红，盖因肝脏热兼风。散风清火斯为妙，痘后须知宜别攻。

火眼之症。 治宜补肾五百，推天河五百，六腑五百，分阴阳三百，运八卦二百，推脾土一百，水里捞明月②一百，合谷、曲池、肩井各一截。

风眼之症。 治宜推三关三百，揉肾三百，掐五指节一百，分阴阳三百，八卦一百，推天河二百，六腑一百，水里捞明月一百，合谷、曲池、肩井各一截。

杂症门

小儿头疮。治宜推三关一百，推肺一百，分阴阳一百，推脾一百，揉太阳一百，揉阳池一百。

---

① 色：按文义当作"包"。
② 水里捞明月：原作"水底捞明月"，按上卷手法介绍改。下同。

小儿口内生疮。治宜退六腑一百，分阴阳一百，捞明月二十，清天河一百，清肾水二十，凤凰单展翅十下。

小儿偏坠。治宜推三关五十，推肾四百，揉板门二百，分阴阳二百，八卦二百，天河二百，三阴交一截，承山穴一百。

外用艾茸为囊，将肾子兜之，甚效。

小儿聤耳流脓。治宜推三关一百，六腑一百，推脾十五，将耳珠揉行前补泻法二十。

小便黄赤，可清之。治宜清肾水自肾指尖推往根下为清也，掐小横纹，二人上马，运水入土。如大小便俱闭，只宜分阴阳为主。

小儿眉目不开。治宜掐阳池穴宜久揉久掐，再推五横纹。

小儿口渴咽干者，气虚火动也。清天河为主。

小儿四肢厥冷。治宜推三关，补脾土为主。

小儿口哑不能语言，乃痰迷心窍也。清肺经为主。

小儿手不能伸屈者，风也。宜威灵穴揉之。四肢软者，血气弱也，宜补脾土，掐四横纹。手掐拳者，心经热也，急掐捞明月，仍运八卦。

小儿头痛。揉脐及阳池、外劳宫。头向上者，宜补脾土、运八卦为主。

杂症推拿大法①

惊风不省人事，灸上星、涌泉、大指甲侧。

---

① 杂症推拿大法：原缺。据目录补。

发热目上视，宜泻心经，掐中平穴、横门、中指，俟眼正起指。

眼左视，掐右端正穴；右视，掐左端正穴。中指中节外边是。

吐血，两大指甲后一韭叶，即母腮穴①。许平掐。

汗多，是肾虚。多推补肾水，汗即止。

日间病重者，宜抑阳。

夜间病重者，宜抑阴。

子后火盛者，是阳火，宜泻之。午后火盛者，是阴火，宜补之。

先热后寒者，阴干阳，宜先泻②后补。

先寒后热者，阳干阴，宜先补后泻。

推浮肿者，脾土宜补，阴阳宜分，肾水宜先补后泻。用灯火太阳、五心、脊骨上，各灸，愈。

揉五指节，化痰用之。

推三焦，治心气冷痛。

推命门，止腰痛，补下元。

推横纹，通上下之血气。

推板门，止小肠之寒气。

揉小天心，治肾水枯短。

截三关，祛腰背之风寒。

---

① 母腮穴：奇穴，在两大指甲后一韭叶，约距大指甲根正中0.1寸许。
② 泻：原脱，据戊子本、学古本补。

截风池，止眼瘴、头疼。

截昆仑，救半身不遂，大小便涩。

截曲池，通肺腑气血，治麻痹，半身不遂。

泄，龟尾骨上一燋。大便多而秽者，不可止。

吐，心窝上下四燋。一①口水多，推脾土。

脚软，鬼眼一燋。

手软倒蹭，后拐节弯上一燋。

内热外寒者，掐肾水，即止。

外热内寒者，掐阳筋，汗出为度。

头软，心脐上下一燋。

作寒，掐心经转热。

作热，掐肾经转凉。

口不开，多揉脾，心口一燋。亦有心窝揉者。又有研朱砂一分，吹鼻，即开。

上吐下泻，多推胃与阴阳，灯火五心提之，肚上五火，背上五火，效。

无门有纹，如针入眼，五色皆主死。

凡推法，必似线行，毋得斜曲。恐动别经而招患也。

治鼻干，年寿推下两宝瓶，效。或曰：多推肺经，以鼻乃肺窍故也。

久揉脾土、后心，以肚响应之，谓之内消。

---

① 一：疑衍。

脊骨自下缓缓推上，虽大人可吐也。

小儿望后跌，承山掐之。

三里属胃，久揉止肚疼。大人胃气痛者，通用。

小儿望前扑者，委中掐之。亦能止大人腰背疼。

便秘者，烧酒在肾俞，推上龟尾，推膀胱，推下承山。但脚里边，在承山傍抽骨处，亦要推下。而推此顺气之法，无急胀之患。若泄泻，亦要逆推，使气升而泄可止。

两手抄停：食指尽处为列缺，止头疼；中指尽处为外关，止腰背痛。大人通用。

掐靠山，即合谷、少商、内关，剿疟用之。

掐精灵，治气喘，口歪眼偏，哭不出声，口渴。

掐总经、推天河，治口内生疮，吐热，人事昏沉。

掐大指母腮穴，止吐血。

掐涌泉，治痰壅上，重则灸之。

揉二大指头顶，向外转三十六，随掐之，主醒脾消食。

推毕掐劳宫，所以定气。

板门推上横门，可吐；横门推下板门，可泄。二穴许对掐之。

运水入土，治身弱肚起青筋，曰水盛土枯。

运土入水，治外由作胀眼睁，曰土盛水枯。

危症，先劈面吹气一口。若眼皮连动、睛活转可救。

若鱼目，脾绝不治。

生血顺气，天门入虎口，揉斗肘。

推惊，不可拘推三回一之说，但推中回几下便是。

论穴有分寸者，以小儿中指屈中节度之为寸。折半为五分，非尺之谓。

惊之义：惊之为言，筋也，筋见是也。

当时被吓，补瞳子髎，以两手提耳三四次，效。

小儿坏症一十五候

眼生赤脉水火困绝也贯瞳人。囟门肿起又作坑心①。指甲黑色肝绝鼻干燥肺绝。鸦声肺绝忽作肚青筋脾绝。虚舌出口心绝咬牙齿咬人肾绝。目多直视五脏俱绝不转睛。鱼口肺绝气急肺绝啼不得。蛔虫既出脾胃俱绝死形真。手足掷摇经过节，灵丹妙剂也无生。

断小儿面色恶症死候

齿如黄熟豆，骨气绝，一日死。面青目陷，肝气绝，二日死。面白鼻入奇轮，肺气绝，二日死。面黑耳黄呻吟，肾气绝，四日死。面上死筋，心气绝，五日死。口张唇青尾枯，脉绝，六日死。面目四肢肿，脾绝，九日死。大凡病儿足跌耳肿，大小便不禁，皆死候也。忽作鸦声

---

① 心：按文例，当为"心绝"。

者，是大肠绝也，不治。鱼口气粗，出而不返者，是肺绝也，不治。肝藏血，目乃肝之外应，爪甲青黑，血脉不荫，及目无光彩，筋缩则两手抱头，是肝绝，不治。眼青属肾，肾有两筋，自背脊直至脑门，贯其二睛，肾绝，两目向上，目不动者，不治。肾乃骨之主，肾绝则齿痒，咬牙咬人者，不治。鼻乃肺之外应，孔干黑燥，是肺绝，不治。面色黑黔者，不治。唇乃脾之外应，唇缩而不盖齿者，是脾绝，不治。胃主肌肤四肢，胃绝则毛发竖，手足不能收管者，不治。四肢汗出如油，是荣卫俱绝，阴阳离，津液散于四肢，如黏胶者，不治。头偃于后，天柱骨痿，心绝，颈骨不载，不治。或以为五软，非也。心主血，舌乃心之外应，舌短则语言不明，心绝则血不流行。身不温暖，及囟门凸起，或陷作坑，目多直视，是皆必死，不治。饮水不歇，是肺胃俱绝，其水直下大肠中去，必死。痢如死鹅鸭血者，是心绝，或臭秽如糟汤血水者，不治。凡有顽涎出口鼻者，是风痰塞关窍，血脉不行，不纳汤药者，不治。心寒者，脉绝也，故令肺胀，不治。喉中拽锯，口吐白沫，是风痰闭窍，面色青黑，五孔干燥，不治。

以上诸症，是脏腑俱败，荣卫相离，气脉不生，皆不治之症。冋①有其症而救之，十或一二者也。

① 冋（jiǒng 炯）：显现。

卷　下

初生三方^①

开乳方

初生小儿。对昼，先以甘草煎汁，进一二匙，以下胎毒。然后进乳。

洗三方

用苦楝皮煎水洗之。可免疮疥虫虱之患。

延生第一方

小儿脐带落时，将瓦焙干为末，每一分配飞过朱砂五厘。以生地黄、宣黄连、当归身，煎浓汁一二蚬壳。和前末，抹儿口中或乳头上。一日服完，次日大便下污浊之物，终身可无痘疹疮毒之患。真延生第一妙方也。

胎毒门

红褐散　初生小儿脐带落后，风水侵脐，以致湿烂。

红色绒褐，不拘多少。灯上烧灰为细末，敷于脐上。外以太乙膏贴之。

---

① 初生三方：原作"附方"，据目录改。

龙骨散

龙骨不拘多少，入炭火内煅①，令通红。取出冷定，研为细末，敷于脐上。外以膏药贴之。

蝎梢散　治百日内撮口、脐风及胎风。

蝎梢四十九个　僵蚕四十九个　片脑少许　麝香少许

先将薄荷叶包扎蝎、蚕在内，炒薄荷叶，干为度。共研细，入脑、麝，再研匀。用紫雄鸡肝煎汤调下。

按：脐风撮口，若两眉青色，脸赤腹胀者，不可治也。

大连翘饮　治胎中受热，生下遍体赤色，大小便不利，及重舌木舌，鹅口疮疡等症。

柴胡　防风　荆芥　连翘　黄芩　山栀　木通　滑石车前　瞿麦　蝉蜕　赤芍　甘草

五福化毒丹　治胎热，目闭颊赤，鹅口疮疡，重舌木舌，喉痹垂痈，游风丹毒，二便闭结。

玄参三两　桔梗三两　甘草七钱　牙硝五钱　青黛一两人参七钱　茯苓一两五钱

末之。炼蜜为丸，如芡实大，朱砂为衣，薄荷汤下。

疮疹后，余毒上攻，口齿臭烂，生地黄汁化下。

小儿上腭有白点，如粟米状，名曰鹅口。以青布醮苦茶刮去恶血，不至落下喉中，即以金墨涂之。又以甘草、黄连汁，和朱砂末、生蜜饮之，解毒。

---

① 煅：学古本作"煨"。

水雄散　治小儿鹅口、马牙，重舌木舌。

雄黄一钱　硼砂一钱　甘草末五分　冰片一分

为末，擦口内。

钩藤汤　治初生小儿啼哭，而手足拳缩，身弯如虾者，盘肠瘹①也。

钩藤钩一钱　枳壳五分　延胡索五分　甘草二分

上②用水半钟，煎至二分。不拘时服。

惊风门

至圣保命丹　治胎惊搐搦痰盛，及一切急慢惊风。

天南星炮　僵蚕炒去丝嘴　防风各五钱　全蝎三十个去毒酒洗焙干　白附子炮　天麻煨　蝉蜕各四钱　雄黄一钱　麝香少许

上为末，蜜丸，一钱重。朱砂、金箔为衣。薄荷灯心汤化下。

抱龙丸　治伤风瘟疫，身热昏睡，气粗风热，痰实壅嗽，惊风潮搐，及蛊毒。中暑沐浴惊悸之后，并宜预服。

牛胆南星四两　天竺黄一两　朱砂　雄黄各五钱　麝香另研，一钱

上研极细。加麝再研匀。以甘草膏和为丸，皂荚子大。薄荷汤下。

黄连安神丸　外物惊者，元气本不病。此方治之。

---

①　瘹（diào 吊）：小儿惊风抽搐。《育婴家秘》"惊风诸证"有"盘肠腹痛似内瘹"的记载。参见卷中"盘肠惊""内吊惊"。

②　上：原作"右"。古籍竖排用语，指上文。今统一为"上"。

黄连酒炒，一钱五分　朱砂细研　生地黄　当归各一钱　甘草炙，五分

上为细末。蒸饼为丸，如绿豆大。每服十丸，津下。

参苏饮　解惊风烦闷，痰热作搐，咳嗽气逆，脾胃不和。

人参　紫苏　前胡　干葛　半夏　赤茯苓各七钱五分枳壳　橘红　桔梗　甘草各五钱

上锉碎。每服二钱。水一钟，煎七分。无时温服。

木通散　小儿心肝有热惊悸。用此药泻肝风，降心火，利惊热。

羌活　山栀子各二钱　大黄煨　木通　赤茯苓　甘草各一钱

上锉碎，每服二钱。入紫苏叶二片，水一钟，煎五分。不拘时服。

加味导赤散　利小便，去心热，定惊悸，止搐搦。

生地黄上　木通上　防风中　甘草中　山栀子中　薄荷叶下　麦冬中

入灯心、竹叶同煎。

通关散　治小儿惊风搐搦，关窍不通，牙关紧急。

南星炮　僵蚕炒，各一钱　麝香一字①　牙皂角二定，略烧存性为末　赤足蜈蚣一条，炙

上为末。以手点姜汁，蘸药少许，擦牙。或用物引滴

---

① 一字：古代中药计量单位。用铜钱量取药末，占铜钱上一个字的容量，相当于二分五厘左右。

入药两三点，涎自出，口自开。

天麻防风丸　治惊风身热，气喘多睡，惊悸，手足搐搦。

天麻　防风　人参各一两　甘草　朱砂水飞　雄黄各二钱五分　蝎尾炒　僵蚕炒，各五钱　牛黄　麝香各一钱

上为末。炼蜜丸，樱桃大。朱砂为衣。每服一丸，薄荷汤化下。

镇肝丸　治急惊风，目直上视，抽搐昏乱，不省人事。是肝经风热也。

天竺黄　生地黄　当归　竹叶　草龙胆　小川芎　大黄煨　羌活　防风各二钱五分

上为细末。炼蜜丸，如芡实子大。每服二丸，砂糖水化下。

珍珠丸　治惊风，痰热壅盛，及吊肠锁肚撮口，绝效。

南星炮　天麻煨　白附子炮，各一钱　腻粉五分　巴霜一字芜荑炒，去壳　全蝎面炒　滑石水飞，各一钱五分

上为末，糊丸，粟米大。一岁五七丸，二岁十丸，大小加减。薄荷汤点茶清送下。

定志丸　治惊风已退，神志未定。以此调之。

琥珀　茯神　远志肉姜制，焙　人参　白附子炮　天麻天门冬　甘草炙　枣仁炒

上为末，炼蜜丸，皂子大，朱砂为衣。每服一丸，灯心薄荷汤下。

保生锭　通治急慢惊风，痰涎壅塞，口眼歪斜，四肢搐搦，天瘹惊惕，并睡中惊跳，夜啼惊哭，及跌扑惊恐，并宜服之。

代赭石醋煅七次　蛇含石醋煅七次，各二两　僵蚕　胆南星　钩藤钩　白茯神各一两　全蝎　天麻　枳实各五钱　白附子炮　薄荷叶各四钱　天竺黄六钱　朱砂五钱　雄黄三钱　冰片一钱　麝香四分

上为末，水煮糯米糊和成锭，每锭重五分，薄荷汤化服。慢惊，枣汤化服。夜啼不安，灯心汤下。

宁志丸　治心经血虚，惊悸恍惚，服之安神定志。

人参　白茯苓　茯神　柏子仁　琥珀　当归　枣仁　远志各五钱　乳香　朱砂　石菖蒲各三钱

上为末，蜜丸，桐子大。每服二三十丸，食远枣汤送下。

醒脾散　治吐泻日久，转成慢惊，神昏目慢，多困有痰。

人参　白术　木香　白茯苓　白附子炮　天麻　全蝎炙　僵蚕炒去丝，各等分

上为末。每服一钱。姜一片，枣一枚去核，煎汤调下。

补脾益真汤　治胎气素弱而成阴痫，气逆涎潮，眼目直视，四肢抽掣，或因变蒸客忤，及受惊、误服凉药所作。

官桂　当归　人参　黄芪　丁香　诃子　陈皮　厚朴姜制　甘草炙　草果　肉豆蔻面包煨　茯苓　白术　桂枝　半夏汤泡　附子炮，各五钱　全蝎炒

上咬咀，每服三钱。加全蝎一枚，水一盏半，姜一片，枣一枚，煎六分。稍热服。服讫，令揉心腹，以助药力。候一时，方与乳食。渴者，加人参、茯苓、甘草，去附子、丁香、肉蔻。泻者，加丁香、诃子肉。呕吐，加丁香、半夏、陈皮。腹痛，加厚朴、良姜。咳嗽，加前胡、五味子，去附子、官桂、草果、肉蔻。足冷，加附子、丁香、厚朴。恶风自汗，加黄芪、桂枝。痰喘，加前胡、枳实、赤茯苓，去附子、丁香、肉蔻、草果。气逆不下，加前胡、枳实，去当归、附子、肉蔻。腹胀，加厚朴、丁香、枳壳。

小儿误服凉药，或用帛蘸水缴口，因此伤动脾胃，或泄泻，或腹胀，或腹中响。小儿囟颅高急，头缝青筋，时便青粪。小儿肥壮，而粪如清涕，或如冻汁。小儿时时扎眼，粪便青白沫，时有干硬。以上五证，忽然呕吐者，必成阴痫，即慢惊是也。小儿头虽热，眼珠青白而足冷，或腹胀，或口破烂，或泄泻，或呕吐，或口渴，或目赤而足冷者，皆无根之火逆也。速服补脾益真①汤。

术附汤

白术四两　甘草炙，二两　附子炮去皮脐，一两

上为木，每服三钱。姜三片，枣一枚，水煎服。

按：附子温中回阳，为慢惊之圣药也。如元气未脱，用之无有不效。

聚宝丹　治慢惊。

---

① 真：原作"直"。据本方方名改。

人参　茯苓　琥珀　天麻　僵蚕　全蝎炙　防风　胆星　白附子生用　乌蛇肉酒浸焙,各一钱　朱砂五分　麝香少许

上为末,炼蜜丸,桐子大。每服二丸,菖蒲汤下。

生附四君子汤　治吐泻,不思乳食。凡虚冷病,先与数服,以正胃气。

人参　白术　附子　木香　茯苓　橘红　甘草各等分

上为末,每服五分,姜枣汤下。

醒脾丸　治小儿慢脾风。因吐利后,虚困昏睡,欲生风痫。

厚朴　白术　天麻　全蝎　硫黄入豆腐中煮三五沸　防风　官桂　人参各一钱

上为细末,酒浸蒸饼,和丸,如芡实大。每服一丸,温米饮汤化下。

夺命散　大能控风涎。不问急慢惊风,痰盛壅塞,其响如潮。药难下咽,命在须臾,先用此药入喉,痰即坠下。功有万全,夺天地之造化也。

青礞石一两,入罐子内,同焰硝一两,炭火煅通红,须硝尽为度,候冷如金色取用

上为细末。急惊风,痰壅上,身热如火,用生薄荷自然汁,入蜜调,微温服之。良久,其药自裹痰坠下,从大便出,如稠涕胶黏,乃药之功也。次服退热祛风截惊等药。慢惊风,亦以痰涎朝上,塞住咽喉,药食俱不能入。医者,技穷势迫以待其尽。但用此药,以青州白丸子,再研为末。煎如稀糊,熟蜜调下,其涎即坠入腹。次服术附等药。

青州白丸子 治小儿惊风，大人诸风。

半夏生，七两　南星生，三两　白附子生，二两　川乌生，五钱，去皮脐

上为末，以生绢袋盛，井花水摆出。如有渣滓，复研，再入绢袋，摆尽为度。于瓷盆中，日晒夜露。至晚撇去旧水，别用井花水搅，又晒。至来日早，再换新水搅。如此法，春三夏五秋七冬十日。去水，晒干如玉片。研细，糯米煮粥。清丸如绿豆大，每服三五丸，薄荷汤下。瘫风酒下，并不拘时。

琥珀抱龙丸 抱龙之义，抱者保也，龙者肝也。肝应东方青龙木。木生火，所谓生我者父母也，肝为母，心为子。母安则子安。心藏神，肝藏魂，神魂既定，惊从何生。故曰抱龙丸。理小儿诸惊，四时感冒风寒，瘟疫邪热，致烦躁不宁，痰嗽气急，及疮疹欲出，发搐，并宜可投。

真琥珀一两五钱　天竹黄一两　檀香细锉　人参去芦　白茯苓去皮，各一两五钱　粉草三两，去节　枳壳去穰麸炒　枳实去穰麸炒，各一两　朱砂五钱，先以磁石引去铁屑，次用水乳钵内细研。取浮者飞过，净器内澄清，去上余水。如法制以朱砂，尽晒干用　山药十两　珍珠五钱　牛黄钱　胆南星一两　金箔四百片

上研极细末，炼蜜为丸，每丸五分重。其药性温平，不寒不燥，驱风化痰，镇心解热，安魂定惊，和脾健胃。添减精神，薄荷汤下。伤风发热，鼻塞咳嗽，葱白汤下。痘疹见形，惊跳，白汤下。因着惊发热，睡卧不宁，灯心汤下。夏月发热，呕吐，麦门冬汤下。因吃母发热病乳，

致身热不宁，甘草汤下。脾胃不和，头热黄瘦懒食，砂仁汤下。痰涎壅盛，生姜汤下。并不拘时服。初生数月者，每丸作四次服，或三分之一，或半丸。数岁者，每服一丸，量儿大小加减可也。

诸热门

生犀散　治心经虚热。

生犀角镑取末，二钱　地骨皮　赤芍药　柴胡　干葛各一两　甘草炙，五钱

上为细末，每服二钱。水一盏，煎七分，温服。

地骨皮散　治虚热潮作，应时而发，如潮信之不失其期也。亦治伤寒壮热及余热。

知母　甘草炙　半夏　银柴胡　人参　地骨皮　赤茯苓各等分

如有惊热，加蝉蜕　天麻　黄芩。若加秦艽，名秦艽饮子。

十味人参散　治潮热，身体倦①怠。

柴胡　甘草　人参　茯苓　半夏　白术　黄芩　当归白芍　葛根

加姜三片，水煎服。

大柴胡汤　解利风热，痰嗽，腹胀，及里症②未解而

---

①　倦：原作"捲"，据戊子本、学古本改。

②　里症：戊子本、学古本作"肚症"。

潮热。

柴胡_{四两}　黄芩　白芍_{各一两半}　大黄　半夏_{制，各七钱半}
枳实_{七钱}　甘草_{一两，小方故多用}

上锉剂，每服二钱。水一盏，姜二片，煎七分，温服无时。

天竺黄散　治小儿惊风热。

天竺黄　川郁金　山栀子　僵蚕_{炒，去丝嘴}　蝉蜕_{去土}
甘草_{等分}

上为末，每服^①五分。熟水、薄荷汤皆可。服，不拘时。

甘露散　治小儿惊热。通利小肠，去惊涎，清心止烦，安神稳睡。

寒水石_{研，软而微青中有细纹者是}　石膏_{研，各二两}　甘草末_{一两}

上为末，和匀，量儿大小，或一钱，或五分。热月^②冷服，寒月热服。用薄荷汤或灯心汤调服。被惊，心热不宁，睡卧不安，皆可服。小便不通加^③麦门冬，灯心汤调下。加朱砂名加砂甘露散。一方有赤茯苓一两，尤妙。

四顺清凉散　治三焦积热，遍身红肿，口唇生疮，惊痰潮热，大便秘结。

---

① 服：原作"岁"，据学古本改。
② 月：戊子本、学古本作"用"。下同。
③ 加：原作"快"，据戊子本、学古本改。

当归　赤芍药二钱①　川大黄一钱五分　炙甘草五分

上为末，每服一钱。薄荷汤下。如小便不通，灯心汤下。

栀子清肝散　治三焦及足少阳经风热，耳内作痒，身热生疮，或胸间作痛，寒热往来。

柴胡　黑栀　丹皮各一钱　茯苓　川芎　芍药　当归牛蒡炒，各七钱　甘草三分

上水煎服。

柴胡清肝散　治肝胆三焦风热，怒火，或乍寒乍热，或身热，头发疮毒等症。

柴胡一钱五分　黄芩炒　人参　川芎各一钱　黑栀一钱五分连翘　甘草各五分　桔梗五分

上水煎服。

滋肾丸　治肾热。

黄柏酒拌炒焦，三钱　知母二钱　肉桂五分

上为末，水法丸，桐子大。每服二十丸至三十丸，空心白汤送下。

牛黄凉膈丸　治风壅痰实②，蕴积不散，头痛面赤，心烦潮热，痰涎壅塞，咽膈不利，睡卧不安，口渴唇焦，咽痛颊赤，口舌生疮。

牛黄一钱　甘草一两　寒水石　牙硝枯　石膏各一两③

---

①　钱：原脱，据戊子本、学古本补。
②　实：戊子本、学古本作"塞"。
③　两：原脱，据戊子本、学古本补。

紫石英　片脑　麝香_{各五分}　胆星_{七钱五分}

上蜜为丸，重三分。薄荷人参汤，嚼下一丸。

三黄丸　治三焦积热，眼目赤肿，头项肿痛，口舌生疮，心膈烦躁，大小便秘涩，五脏实热。或下鲜血，疮疖热毒。

黄连　黄芩　大黄_{煨，各等分}

上为末，炼蜜丸，桐子大。每服一二十丸，白汤送下。

火府丹　治小儿壮热。

生地黄　木通　甘草　黄芩

上水煎服。

金莲饮子　治小儿壮热潮热，眼赤口疮，心烦躁闷，咽干多渴。

防风　甘草_炙　连翘　柴胡　山栀子_{各等分}

上为末，每服二钱，水煎服。

栀子仁汤　治阳毒壮热，□①节疼痛，下后热不退者。

栀子仁_{酒炒}　赤芍　大青　知母_{各一两}　升麻　黄芩　石膏_{各二两}　柴胡_{一两五钱}　甘草_{五钱}　杏仁_{二两，去皮尖炒微黄}

上为粗末，每服三钱。生姜三片，水煎服。

五物人参汤　治肚热咳嗽，心腹胀满。

人参_{去芦}　甘草_{各半两}　麦门冬_{去心}　生地黄_{各一两半}　茅根_{半握}

---

① □：诸本脱，疑为"骨"。

上每服二三钱，水煎服。

柴苓汤　治小儿温壮伏热来去。

柴胡_{三钱五分}　麦门冬　人参_{去芦}　赤茯苓　甘草_{各二钱}五分　黄芩_{五钱}

上锉散，每服二三钱。加小麦二十粒，竹叶三片，水煎服。

三黄犀角散　治温壮心热，神志不安，大腑秘结。

大黄_{酒浸蒸}　黄芩　黄栀子　犀角屑　钩藤钩　甘草_{各等分}

为末，每服五分，热汤调下。量儿加减。

地骨皮散　治小儿骨蒸[1]潮热往来，心膈烦悸，及伤寒后余热未解。

柴胡_{去芦}　地骨皮_{各二两}　知母　甘草_炙　龟甲_{醋炙黄}黄芩　人参_{各二钱半}　赤茯苓_{五钱}

上锉碎。一岁二钱，水六分，姜、梅各一片，煎三分。不拘时服。

灵[2]犀饮　治骨蒸潮热，盗汗咳嗽，少食多渴，面黄肌瘦，肚急气粗，虚热余热通用。

犀角屑　胡黄连_{各五钱}　白茯苓　人参　川芎　秦艽甘草　地骨皮　羌活　柴胡　桔梗_{各一两}

上锉散，每服二三钱。加乌梅、竹叶各少许，水煎服。

---

① 蒸：原脱，据戊子本、学古本补。
② 灵：原作"香"，据学古本改。

绛雪丹　治小儿烦热。

芒硝一两　朱砂一两

上为末，饭丸，芡实大。三岁一丸，砂糖水化下。

竹叶石膏汤　治小儿虚羸少气，气逆欲吐，四体烦热。

石膏三两　半夏制　人参各七钱五分　麦门冬去心，一两
甘草炙，七钱五分　竹叶半把

上锉碎，每服二钱。加粳米三四十粒，生姜一片，水煎服。

龙胆丸　治小儿食后多发热，至夜则凉，此血热症。疳热亦治。

宣黄连去毛　赤芍各五钱　草龙胆去苗　青皮去穰，各二钱
槟榔一①个，大者　麝香少许

上为末。猪胆汁入少面糊为丸，萝卜子大。每二三十丸，米饮汤空心服。

六合汤　治小儿血热，每日巳午时发热，遇夜则凉。

当归　大黄　川芎　熟地黄等分

水煎服。

四物二连汤　治血虚劳，五心烦热，昼则明了②，夜则发热，胁肋刺痛，并一身尽热，日晡肌热。

当归身　生地黄　白芍药　大川芎　宣黄连　胡黄连

---

① 一：原脱，据戊子本、学古本补。
② 明了：热退，神清气爽。

各等分

水煎服。

保和丸　治脾胃不和，饮食停滞，胸胀肚痛，嗳气吞酸，身热肚痛，或吐或泻。用此去滞消食，退热宽中①。

山楂肉二两　神曲　麦芽　陈皮　半夏　茯苓　砂仁香附各一两　莱菔子　连翘各五钱

水法为丸，白滚汤下。

当归补血汤　治肌热躁热，目赤面红，烦渴，昼夜不息，其脉洪大而虚，重按全无。此脉虚、血虚也。若误服白虎汤，必死。宜此主之。

黄芪二钱　当归一钱

上用水钟半，煎五分，服。

补中益气汤　治中气虚弱，体疲食少，或发热、烦渴等症。

人参　黄芪各八分　白术土炒　甘草炙　陈皮各五分　升麻　柴胡各二分　当归三分

上，姜、枣水煎服。

加味逍遥散　治肝脾血虚，发热等症。

当归　甘草炙　白芍酒炒　茯苓去皮　白术炒　柴胡各一钱　丹皮　山栀炒，各七钱

去丹皮、山栀，即逍遥散。上，水煎服。

惺惺散　治变②蒸发热，咳嗽痰涎，鼻塞声重。

---

① 中：戊子本、学古本作"胸"。
② 变：原脱，据戊子本 学古本补。

人参　白术　甘草　桔梗　白茯苓　天花粉　细辛根　白芍各一钱　薄荷少许

上用水姜煎服。

柴胡散　治变蒸骨热，心烦，啼叫不已。

人参去芦　甘草炙　麦门冬去心，各二钱　草龙胆酒炒黑　防风各一钱　柴胡五分

上锉碎。每服一钱，水煎服。

平和饮子　治变蒸于三日后，三日进一服，可免百病。百月①内宜服。

人参去芦　甘草炙，各五分　白茯苓去皮，一钱　升麻煨②，二分

上咬咀，用水煎，不拘时候服。禀受弱者，加白术一钱。肥大壮实者不用。

参杏③膏　治小儿变蒸潮热。

人参去芦　杏仁去皮尖　川升麻制，各五分　甘草二钱

上为末，百日以前，每服一字④。用⑤麦门冬去心煎汤，食远服。

伤寒门

冲和散　治四时感冒。初起遍身拘急，寒热交作，无

卷下

一〇九

---

① 月：按文义当为"日"。
② 煨：原作"恨"，据学古本改。
③ 参杏：原脱，据戊子本、学古本补。
④ 字：戊子本、学古本作"匙"。
⑤ 用：原作"田"，据戊子本、学古本改。

汗，头疼身痛，鼻塞咳嗽。

白芷　防风　陈皮　羌活　川①芎　杏仁　半夏制, 各
一钱　紫苏叶五钱　甘草七分

上为细末，每服二三钱。加葱头一个，生姜一片，
煎服。

羌活散　治伤风，伤寒，时气，头疼发热，身体烦
疼，痰壅咳嗽，鼻塞，失音声重，及时行下痢赤白，
并治。

人参　羌活　赤茯苓　柴胡　前胡　独活　桔梗　枳
壳　川芎　甘草　苍术各等分

上锉剂，每服二钱。水一盏，姜二片，薄荷三片，煎
七分服。

麻黄汤　发热头痛，恶寒无汗。

紫苏一钱　干葛　麻黄各八分　陈皮　升麻　川芎　白
芷　赤芍药　香附　甘草各五分

姜一片，葱白一寸，水煎服。

桂枝汤　发热头痛，有汗恶风。

桂枝七分　赤芍一钱　甘草五分

姜一片，水煎服。

升麻汤　治汗出未透，热留于胃，而皮肤发斑者，及
时行瘟疫，并痘疹疑似之间，皆宜服之。

升麻　葛根　白芍　甘草

---

① 川：原作"用"，据戊子本、学古本改。

上，用水一钟，姜一片，煎服。

小柴胡汤 治寒热往来，口干作呕。

柴胡一钱五分　人参　半夏六分　甘草五分　黄芩一钱

姜三片，水煎服。

大柴胡汤 治伤寒邪热固结，大便不通，用此利之。

柴胡　黄芩　枳实　赤芍　半夏　熟大黄各等分

水煎服。

柴苓汤 治寒热往来，泄泻呕吐。

柴胡一钱五分　泽泻一钱　人参五分　黄芩一钱　半夏七分
甘草三分　白术　赤茯苓　猪苓各八分

有汗加桂皮五分，加姜二片，枣二枚。水煎服。

黄连解毒汤 治伤寒大热不止，烦躁口渴，喘满蓄热等症。

黄连　黄芩　山栀仁　柴胡　连翘

上锉一剂，水煎服。

白虎汤 治伤寒身热而渴，有汗不解，脉来洪数而实。里有热，乃可服。

知母　石膏　甘草

加粳米一撮，水煎。待米熟，去渣，温服。如口渴兼发赤斑，依本方加人参，名白虎化斑汤。

小陷胸汤 治小结胸，心下痞满而软，按之则痛。

黄连二分　半夏五分　瓜蒌仁三分　枳实二分

上锉一剂。生姜一片，水煎服。

开胸散 治伤寒结胸。

柴胡　黄芩　半夏　枳实　桔梗　黄连　瓜蒌仁　山栀仁　甘草

上锉一剂。生姜一片，水煎服。

解①热下痰汤　治伤寒结胸②，有痰有实有气滞，咳嗽失声等症。

紫苏子　白芥子　枳实　黄芩　黄连　黄柏　瓜蒌仁　石膏　杏仁　乌梅　桔梗

生姜一片，水煎服。

伤寒潮热③，痰壅咳嗽，男妇大小皆可用。

郁金三钱　石膏煅，一两

上为末。每服一二匙，清茶送下。

呕吐门

和中清热饮　治热吐。

黄连姜炒，一钱　半夏姜制，一钱　茯苓一钱五分　陈皮　藿香　砂仁各七分

水煎，徐徐服之。

温中止吐汤　治寒吐。

白豆蔻　茯苓各一钱　半夏五分　生姜三片

---

① 解：原脱，据戊子本、学古本补。

② 胸：原作"服"，据戊子本、学古本改。

③ 伤寒潮热：前缺方名。明代龚廷贤《万病回春》第七卷"咳嗽"中有"一方，治伤寒潮热痰咳，男妇小儿皆可用。郁金三钱，石膏一两。右共为末，每服二三匙，清茶送下"的记载，可参。

水煎，磨沉香四分，热服之。

香薷饮 治小儿感冒暑热，干呕无物。

白扁豆_{姜汁炒去皮，二钱} 厚朴_{姜汁炒，四钱} 黄连_{炒，一钱五分} 香薷_{八钱}

上锉散。水煎，不拘时候服。

丁香丸 治呕吐不止。

丁香 半夏_{生，去皮、剂①，各等分}

上用生姜汁浸一宿，晒干为末。以生姜汁煮糊为丸，如黍米大。用姜枣汤下。

六君子汤 治虚吐不止，脉沉细有寒。

人参 白茯苓 陈皮 甘草 半夏_{各一钱} 白术_{一钱}

上锉二剂。生姜二片，黑枣一枚，同煎服。

定吐紫金核 治小儿胃寒，呕吐不止。

沉香_{一钱} 人参 白术 藿香叶 半夏 木香 丁香_{各二钱五分}

共为末，煮面糊为丸，如芡实大。朱砂为衣，阴干。用时，以大枣一枚去核，纳药一丸于内，湿纸包煨熟，嚼化服，用米饮压之。

麦门冬散 治热吐不止，心神烦热。

麦门冬 淡竹茹_{各五钱} 甘草_炙 人参 茅根 陈皮_{各一钱}

上为粗末，每服二钱。水一钟，姜少许，煎五分，稍热频服。

---

① 剂：当作"脐"。

消食丸　治小儿乳哺不调，饮食过度，冷气积于脾胃，宿食不消，致令呕也。

缩砂仁　橘红　三棱_煨　莪术_煨　神曲_炒　麦芽_{炒，各五}钱　香附子_{炒，一两}

上为末，面糊丸，绿豆大。食后，紫苏汤下二十丸。

泄泻门

清热止泻汤　治热泻。

白茯苓　滑石_{各一钱}　白术_{六分}　泽泻_{七分}　川黄连_{姜炒，}四分

加生姜二片，煎服。

温脾止泻汤　治寒泻。

白术_{土炒}　白茯苓_{各一钱}　肉果_{面裹煨，五分}　甘草_{炙，二分}肉桂_{三分}

加生姜二片，煎服。

安胃醒脾汤　治吐泻兼作，脾胃俱受病。

白术　白茯苓_{各一钱}　滑石_{水飞}　砂仁_{炒，各七分}　木香五分

姜、枣煎服。停食，加枳实、山楂、神曲、麦芽。夹惊，加胆星、天麻。风，加防风、干葛。暑，加香薷、扁豆。虚，加人参。内有热，加黄连。口渴，加乌梅肉。吐不止，加藿香。泻不止，加升麻。

香橘饼　治积泻伤冷。

木香　青皮　陈皮_{各二钱五分}　厚朴_{姜汁炒，七钱}　神曲_炒

麦芽炒, 各五钱　三棱炮, 三钱　香附　砂仁各五钱　甘草一钱

上为末，炼蜜丸，姜汤下。

五苓散　治小儿大便泄泻，小便不通。

白术　茯苓　猪苓　泽泻　肉桂减半

上锉剂，水煎服。

香砂平胃散　治感冒时气，瘴疠不和，伤食停滞，泄泻如水，心腹胀满，或时作痛，小便不利，身热口渴。

苍术　厚朴姜汁炒, 各三两①　陈皮二两　甘草一两五钱　木香　砂仁各一两

上为末，姜枣汤下。

藿香正气散　治感冒寒暑，霍乱转筋吐泻，及伤寒头痛，增②寒壮热。

大腹皮黑豆水洗净　白茯苓　紫苏　藿香　苍术　半夏各三两　白芷　厚朴　陈皮各二两　桔梗　甘草各一两

上为粗末，每服二钱。加姜、枣，水煎，温服。

六和汤　治冒暑，霍乱，吐泻。

香薷　白扁豆姜汁炒去皮, 各一钱五分　赤茯苓　藿香　川厚朴姜汁炒　木瓜　砂仁去壳研, 各七分　半夏制　杏仁各八分人参三分　甘草五分

生姜为引，水煎服。

玉露丸　治夏月中暑，热泻。

---

①　三两：学古本作"三钱"。

②　增：通"憎"。《墨子·非命下》："帝式是增。"毕沅云："增、憎字通。"

白石膏煅通红，一片　白龙骨煅红，二两　枯矾一两　泽泻二两　甘草五钱

上为末，糯米糊为丸。每服一钱，灯心汤下。

益元散　治小儿伏热泄泻，小便短赤，烦躁啼哭，满头疖痱①，赤游丹毒等症。

滑石水飞，六两　甘草末一两　朱砂五钱

上用灯心汤调服。三伏天，水调服亦佳。如水泻不止，每益元散二钱，加五倍子末七分，灯心汤下。如泻而肚不痛，人事困倦，每益元散二钱，加白术末、山药末各一钱，灯心汤下。中暑吐泻，每益元散二钱，加藿香三分，丁香一分，淅米泔调下。

理中汤　治中寒吐痢，手足厥冷。

白术　干姜　人参　甘草炙②　加附子　名附子理中汤。

上用水煎熟，加煨姜汁，服之。

四神丸　治脾胃虚弱，泻痢腹痛，饮食不思。每至五更连泻数次。

补骨脂四两，盐水炒　肉豆蔻面裹煨去油　五味子各二两
吴茱萸汤泡三次炒，一③两

上为末，用红枣五六十枚，生姜六两，用水煮熟。去姜，用枣，去皮、核为丸，如桐子大。每服三五十丸，白汤送下。

人参理脾丸　治泻痢日久，脾气虚弱，食少倦怠，面

---

①　痱：同"痱"。
②　炙：原作"名"，据戊子本、学古本改。
③　一：原脱，据戊子本、学古本补。

色痿黄，四肢无力，元气欲脱。

白术四两　人参　山药炒　扁豆姜汁炒　白茯苓　苡仁炒神曲炒，各二两　陈皮　砂仁　甘草炙，各一两

炼蜜为丸，姜枣汤下。

参苓白术散　治小儿脾胃虚弱，元气不足，呕吐泄泻，自汗盗汗，饮食少思，中满痞噎。此药中和，不热，久服养气育神，醒脾悦色。

人参　白术　茯苓　山药　甘草各二两　白扁豆姜汁炒薏苡仁　莲子　砂仁　桔梗各一两

上为末，姜枣汤下。

久泻不止，大法补虚消积。

《凤髓经》云：脾中有积热迟留，至使中年泻不休。项软见人多哽气，更兼清水鼻中流。少间有似黄金色，若有垂肠更不取。形症又看胸膈上，胸前深亦汗①如油。唇赤生疮眼脉②赤，若不调脾命即休。

七味千金散　治痢下日久不瘥。

宣黄连八分　龙骨煨　赤石脂煨　厚朴姜汁炒　乌梅肉各二分　阿胶炒，三分　甘草炙，一分

上为末，米汤下。

腹痛门

益黄散　治脾胃虚寒，腹痛下痢。

---

① 汗：原作"汁"，据戊子本、学古本改。
② 脉：戊子本、学古本作"目"。

陈皮一两　青皮　诃子肉　甘草炙，各五钱　丁香二钱

上为细末，每服二钱。水一盏，煎六分，食前服。

调中丸　治脾胃虚寒，下痢而腹痛。

白术土炒　人参　甘草炒，各五钱　炮干姜四钱

上为末，炼蜜丸，桐子大。每服一二十丸，食前温水化下。

当归散　凡小儿夜啼，面青手冷，不吐乳，是脏寒腹痛也。宜此方服之。

当归去芦头　白芍炒　人参各一钱　甘草炙，三分　桔梗　陈皮各一钱

上㕮咀，煎五分。时时少服，愈。

七气散　治七情相干，阴阳不升降，气道壅滞，攻冲作疼。

青皮　陈皮　桔梗　蓬术　官桂　益智仁各一两　甘草　半夏制，各七钱五分　香附子一两五钱

上为细末，每服一二钱。姜枣汤下，不拘时服。

三棱散　治积气肚疼。

砂仁　甘草　益智仁　三棱　蓬术　青皮各等分

上为末，白汤下。

使君子丸　治腹内诸虫作疼，口吐清水。

使君肉薄切，焙　槟榔　酸石榴皮洗净①，锉焙　大黄半生半熟，各七钱五分

---

① 净：原作"牟"，据文义和医理改。

上，除槟榔锉晒不过火，余三味再焙，同槟榔为末。砂糖水煮，面糊为丸，麻仁大。每服三十丸至五十丸。淡猪肉汁空心下，或鸡汁亦好。

乌梅散 治腹痛，及初生婴儿脐下冷痛等疾。

乌梅去核 玄胡索 粉草半生半炙，各五钱 乳香 没药 钩藤各三钱五分

上㕮咀，每服二钱。水一盏，煎八分，空心腹。

莪术丸 治诸般停滞，疳积发热，泻痢酸醙，水谷不化，肚腹疼痛。

莪术炮锉 三棱炮锉 净香附醋浸七日慢火煮干再焙，各四两 槟榔一两，薄锉 生牵牛末一两，另研 青木香去芦 谷芽净洗焙干 青皮去白，各五钱 荜澄茄 丁香 南木香

上，除槟榔、丁香、木香不过火，及牵牛末，余七味锉焙。仍同槟榔、木香、丁香为末，临入牵牛末和匀。水煮面糊丸，绿豆大。每服三十丸至五十丸，无时，用淡姜汤或温茶酒皆好。儿小者，丸粟米大，粒数下法如前。

和中散 和胃气止吐泻，定烦渴，治腹痛思食。

人参去芦 白茯苓 白术 甘草锉炒 干葛锉 黄芪 白扁豆炒 藿香叶各等分

上为细末，每服三钱。水一盏，红①枣二个去核，姜二片，煎八分。食前温服。

小儿未能语，啼哭不能辨者，当以手候其腹，如有实

---

① 红：原脱，据戊子本、学古本补。

硬处，即是腹痛。外治之方，研生姜取汁，暖令温，调面成糊，涂纸贴脐心，立定。

痢疾门

大黄汤　红痢初起，腹痛后重，宜此下之。

大黄三钱，三岁以下者二钱，弱者一钱　赤芍二钱　当归一钱　槟榔　黄连　枳壳各七分

水、姜煎服，以利为度。

芩壳汤　白痢初起，腹痛后重，用此下之。

大黄一①钱　黄芩　枳壳　苍术　青皮各八分　厚朴　槟榔　木香　莪术

水煎服。

加减黄芩芍药汤　调血和气。

白芍二钱　当归　黄连　厚朴　黄芩各一钱五分　槟榔　枳壳各七分　木香五分，磨入

血痢，加生地、地榆。白痢，加青皮、苍术。水煎服。

香连丸　治暑热伤脾，停积成痢，赤白相杂，里急后重，肚腹作痛，胀满恶心等症。

川黄连二十两，用吴萸十两同拌炒，拣去吴萸　广木香　川厚朴姜汁炒　广陈皮　陈枳壳麸炒　山楂去子　白芍药酒炒，各五两

上为末，醋糊水法为丸。

---

① 一：戊子本、学古本作"二"。

参连散 治下痢日久，胃中虚热，噤口不食，呕秽恶心。此药解毒清热，开胃进食。

人参一钱 老莲肉去皮心，二钱 黄连七分 木香五分

上为末，陈米汤化下。

徐仲垣先生家传香连散 通治赤白痢疾。

当归酒洗 苍术米泔水浸炒 杏仁去皮尖 红花酒洗 大黄酒蒸晒干再蒸九次为度 黄连吴萸汁拌炒 羌活各一两 木香五钱

上为末，每服一钱，白滚汤调下。胃口不开，老莲肉去心，煎汤调下。

便红散 治饮食不节，杂进无度，致伤脾阴，大便下血之症。

红曲 薏苡仁

各等分，炒为末。每用一钱，空心米汤下。

疟疾门

驱疟散 治疟疾初起，寒热往来，头痛烦渴，胸膈胀满等症。

知母 羌活 前胡 黄芩 苍术 陈皮 厚朴 茯苓 藿香各一钱 半夏 柴胡各一钱 甘草三分

上研为末，每服二钱。水钟半，姜一片，煎服。

食疟 腹膨食少，或时作痛。

麦芽 神曲 槟榔 草果 柴胡 苏叶 苏梗各一钱

加姜一片，水煎服。

痰疟 咳嗽喘急。

川芎　柴胡　贝母　知母　橘红　黄芩　苏子_{各一钱}

水煎服。

风疟　头痛骨节疼，或鼻塞气粗。

羌活　防风　苏叶　川芎　柴胡　白芷_{等分}　甘草_{减半}

水煎服。

惊疟　寒热发搐。

茯神　远志_{去心}　麦门冬_{去心}　柴胡　半夏_{姜制，各一钱}

甘草_{二分}

水煎服。

阴疟　至晚即发，累月不已。

人参　芍药　川芎　柴胡_{各一钱}　甘草_炙　红花_{各三分}

水煎服。

截疟仙枣　治小儿疟疾。三发过，以此枣截之。

大北枣二枚去核，每个内放蓖麻子仁三粒。临发日五更咽下，以白滚汤送之。

痎疟久久不愈，胁下有块，俗名疟母。服**鳖甲丸**。

鳖甲_{酒炙，半片}　蓬术_{醋煮，三两}　青皮_{醋煮，三两}　穿山甲_{土炒，二两}

上为末，用醋煮当归为膏，拌药丸如黍米大。每服二钱，用川芎、芍药、柴胡各一钱，人参五分，煎汤送下。

疳疾门

茯苓丸　治心疳，惊疳。

茯神　琥珀　黄连　芦荟　赤茯苓_{各三钱}　远志_{姜制}

菖蒲一钱　麝香少许　蛤蟆炙　钩藤皮各二钱

上为末，米糊丸，如麻子大。每服十丸，薄荷汤下。

芦荟丸　治肝疳。杀虫，和胃止泻，兼治脊疳。

芦荟研　胡连　川连　芜荑去扇　青皮　木香　鹤虱微炒　雷丸破开白者佳，赤色者杀人不用，等分　麝香少许　砂仁减半

上为末，米糊丸，绿豆大。每服一二十丸，米饮汤下。

清肺饮　治肺疳热，䘌①穿鼻孔，汁臭，或生瘜肉②。

紫苏　前胡　黄芩　当归　连翘　防风　赤茯　生地天门冬去心　甘草炙　桔梗各一两　桑皮炒，五钱③

上细锉，每服二钱。水煎，食后服。

消疳肥儿丸　治小儿脾疳。面黄肚大，水谷不化，大便酸臭，小便米泔，好吃泥土、茶米瓦炭之类。

黄连　神曲　青皮各一两　麦芽五钱　木香二钱五分　槟榔五钱　肉豆蔻面裹煨，三钱　使君子肉五钱　山楂肉一两

上为末，炼蜜为丸，圆眼肉大。每服一丸，米汤化下。

消食饼　治小儿脾胃虚弱，时常伤食，面黄肌瘦，肚大腹胀。常服此饼，健脾消食。

山药炒　白茯苓去皮　神曲炒　莲子去皮心　麦芽炒　扁豆炒去壳

上各为末，每服四两，和炒面一斤，以砂糖和，作饼

---

① 䘌（nì 逆）：虫食病或齿病。

② 瘜肉：古同"息肉"。

③ 钱：原作"一"，据戊子本、学古本改。

食之。

猪肝散　治肝经积热。眼生白膜，怕日羞明，摇头咬甲，肚大青筋，发竖黄瘦，名曰肝疳。

石膏煅，一两　石决明煅，三钱　海螵蛸滚水泡，一钱五分辰砂水飞，一钱

共研细末，一二岁者，每次用药五分。以公猪肝尖四两，竹刀切开，入药末于内，扎之，将第二次淘米水煮。肝汤俱食，极效。

九味地黄丸　治肾肝①。

熟地四两　赤茯苓　山茱萸肉　川楝子　当归　川芎丹皮　使君子肉　干山药

上为末，蜜丸，桐子大。每服七八十丸，空心温酒下。

走马牙疳方

五倍子焙　人中白　枯矾　绯丹焙，紫色　轻粉少许　片脑少许

上共研匀，敷患处。

痞积门

和脾化积汤　治小儿一切诸积。后备加减法。

山楂　枳实　蓬术　厚朴　白术　甘草　陈皮

乳积，加砂仁、香附。气积，加木香、苏梗。惊积，

---

①　肝：原字漫漶，戊子本、学古本作"肝"。疑为"疳"。

加茯神、远志。虚积，加白术、茯苓。实积，加槟榔、牵牛。表有热，加柴胡、黄芩。里有热，加黄连、木通。小便不利，加滑石、泽泻。大便不通，加大黄、枳壳。寒月，加益智、草豆蔻。

消积化聚丸　治五积六聚，痞癖攻痛。

三棱　白术炒　茯苓　黄连　干漆炒去煅①尽　木香　益智炒　归尾酒洗　麦芽微炒，各三两　红花　砂仁炒　门冬　枳壳炒　穿山甲烧灰　青皮　柴胡　神曲炒，各二两　蓬术煨　槟榔炙　桃仁　香附姜汁拌炒　鳖甲醋炙，各四两

上末，蜜丸，重三钱。空心陈米汤下。

遇仙丹　治一切五积六聚，食积气积。

白芷取头末，四两，一半生一半炒　槟榔　牙皂　莪术　茵陈各五钱

上为末，醋糊为丸。每服五七分，白汤送下。

琥珀膏

大黄　朴硝

各一两为末，以大蒜捣，贴之。

五色保童丸　治小儿一切所伤，痰涎壅塞，胸膈不利，乳食不消，变生癖积，胁肋片硬，按之疼痛，及治一切急慢惊风，发搐，痰涎壅塞。

青丸子：青黛另研　南星姜汁，各五钱　巴霜五分

红丸子：朱砂水飞　半夏姜制，各五钱　巴霜五分

---

① 煅：戊子本、学古本作"煨"。

黄丸子：大黄煨　郁金各五钱　巴霜五分

白丸子：白附子生　寒水石煅①各五钱　巴霜五分

黑丸子：五灵脂炒　全蝎炒，各五钱　巴霜五分

上前五色药，各另研为细末，入巴霜五分，研匀，面糊丸，粟米大。一岁服五丸，乳汁送下，量大小加减。或姜汤下。急惊风：金钱薄荷②汤；慢惊：生姜全蝎汤。

化痞阿魏膏

羌活　独活　赤芍　穿山甲　玄参　官桂　生地　大黄　白芷　天麻　两头□③各五钱　木鳖子十枚，去壳　红花四钱　乱发一团　槐柳　桃枝各三钱

上用香油二斤四两，煎黑去渣；入发煎化，仍去渣；徐下黄丹十两；煎饮④硬得中，入芒硝、阿魏、苏合香油、乳香、没药各五钱，麝香三钱，调匀即成膏矣。将帛绢摊，贴患处。□⑤服丸药，黄丹须用山东者效。凡贴膏药，先用朴硝，随患处铺半指厚，以纸覆上，用热熨斗熨良久。如硝耗，再加，熨之二时许，方贴膏药。

痫症门

五色丸　通治五痫。

---

① 煅：戊子本、学古本作"煨"。
② 荷：原脱。据"痫症门""五色丸"补。
③ □：诸本脱一字，当为"尖"。两头尖，中药名，具有祛风湿、消痈肿功效。
④ 饮：按文义当作"软"。
⑤ □：原脱一字。按文义，疑为"内"或"凡"。

朱砂研，五钱　水银一分　雄黄熬，一分，铅三两，同水银熬　珍珠末研，一两

上为末，炼蜜丸，如麻子大。每服三四丸，金钱薄荷汤下。

散风丹　治小儿风痫，先用此药。

牛胆南星二钱　羌活　独活　防风　天麻　人参　川芎　荆芥穗　细辛各一钱

上为末，炼蜜为丸，如梧子大。每服二丸，用薄荷紫苏汤，不拘时送下。

独活汤　治小儿风痫，解表通里。

独活　麻黄去节　川芎各一钱　大黄　甘草炒，各五分

上锉碎，每服二钱。用水一钟，生姜二片，煎至四分①。不拘时温服。

牛黄丸　治小儿风痫迷闷，抽掣涎潮。

牛胆南星　全蝎焙，去毒　蝉壳各二钱五分　防风　牛黄　白附子生　直僵蚕炒，去丝嘴　天麻各一钱五分　麝香五分

上为末，以煮枣去皮核取肉，和水银半钱，研极细。次入药末，和丸，如绿豆大。每服三五丸，用荆芥生姜煎汤送下，不拘时服。

七宝镇心丸　治小儿惊痫心热。

远志去心姜制②炒　雄黄　铁粉　琥珀各二钱　朱砂一钱

---

① 分：原脱，据戊子本、学古本补。
② 制：原字漫漶，据戊子本、学古本补。

金银箔四片　麝香少许

上为细末，煮枣取肉为丸，如梧子大。每服三五丸。煎去心麦冬汤化下，不拘时服。

清心丸　治小儿躁闷，项背强直，腰背反张，时发时醒，大人中风，小儿惊风。

牛黄一两二钱，研　麝香研　龙脑另研　羚羊角末，各一两　当归去芦　防风去芦　黄芩　麦门冬去心　白芍药　白术各一两半　柴胡去苗　杏仁去皮、尖、双仁，麸炒黄，另研　桔梗　白茯苓去皮　芎䓖①各一两二钱半　阿胶锉碎末，蛤粉炒　肉桂去粗皮　大豆卷碎炒，各一两七钱半　蒲黄炒　人参去芦　神曲炒，各二两半　甘草炒，五钱　雄黄八钱，飞，另研　白蔹　干姜各七钱半　金箔一千二百片，留四百片为衣　犀角末，二两　干山楂十两　大枣一百枚，蒸熟，去皮核，烂研成膏，入药

上，除枣、杏仁及牛黄、麝香、雄黄、龙脑四味，另为细末，入前药和匀，炼蜜与枣膏为丸。每两作十丸，用金箔为衣。每服一丸，温白汤化下，食后服。小儿惊痫，即酌度多少，以竹叶煎汤，温温化下。

咳嗽门

苏陈九宝饮　治小儿咳嗽声重，自汗头疼。

苏叶　杏仁　半夏　桑白皮　陈皮　前胡各一钱　甘草　大腹皮　薄荷　桂枝各七分

---

① 芎䓖："川芎"别称。

渴，加花粉。汗多，去紫苏。

姜葱水煎服。

加味二陈汤　咳嗽有痰，气急而喘。

陈皮五分　半夏　胆星　枳实　杏仁各七分　瓜蒌仁三分
麻黄　甘草各二分　石膏八分

火盛，加芩、连。有汗，去麻黄。

水二钟，姜一片，煎服。

利痰方

南星　玄明粉各一两　郁金　硼砂各三钱　白矾五钱

上为末。腊月黑牯牛胆拌套阴干，量病轻重，淡姜
汤下。

陈孟昭先生白杏汤　定喘止嗽。

款冬七分　杏仁去皮尖，五粒　桑皮蜜炙，七分　苏子炒，七
分　陈皮七分　北五味三分　麻黄五分　甘草三分　白果肉七
枚，捣碎

加姜、枣煎服。

泻白散　治小儿肺实咳嗽，闷乱喘促，渴饮水浆。

桑白皮蜜水炒，一两　地骨皮一两　甘草五钱

上为粗末，每服一①钱。水一钟，粳米一撮，同煎五
分，食远服②。

阿胶丸　肺虚而咳嗽，嗽动汗出，大便不固。此方
敛之。

---

① 一：戊子本、学古本作"二"。
② 服：原脱。据戊子本、学古本补。

阿胶蛤粉炒　百合各一两　五味子　甘草炙　款冬花蜜水炙　乌梅肉炙，五钱　粟壳蜜炙，三钱

上为末，炼蜜丸，芡实大。每服一丸，五更白汤下。

贝母散　治火嗽痰嗽，多日不愈。

贝母去心，一钱　桑白皮一钱　五味子十粒　甘草五分　知母二分　款冬花一钱五分　杏仁一钱，去皮尖

上锉一剂。姜一片，水煎服。

肿胀门

塌气丸　治饮水过多，停积于脾。故四肢浮肿，宜服此以消之。

萝卜子　赤小豆　陈皮各一钱　木香二分　甘草五分　黑丑一钱

上为末，糊丸如绿豆大。三岁者服三十丸，米饮汤下。

推气丸

陈皮　槟榔　枳实　黄芩　黑丑　蓬术　青皮各等分

上为末，炼蜜丸，如龙眼大。每服一丸，姜汤下。

补中行湿汤　治诸般虚肿，小水不利者。

陈皮　甘草　苍术　厚朴　白术　人参　茯苓　猪苓泽泻　肉桂

水一钟，姜三片，灯心十二根，煎五分，不拘时服。

匀气散　治脾肺气逆，喘嗽面浮，小便不利。

桑白皮　桔梗　赤茯苓　熟半夏　陈皮　甘草　木通

泽泻　藿香

水一钟，姜一片，灯心二十根，煎五分，不拘时服。

荣卫饮子　治小儿气血俱虚，四肢头面俱浮，以至喘急者服之。

川当归　熟干地黄　川芎　白芍　人参　白术　茯苓甘草　枳壳　黄芪　陈皮

水二钟，煎五分，不拘时服。

杂症门

眼痛者，火盛也。小儿患眼肿痛，不可妄投寒凉之药，宜拔毒膏主之。

拔毒膏

用淮地黄一两，新汲水浸透，捣烂，贴脚心涌泉穴，布①包住。效。

通天散　治小儿风火赤眼，痛痒肿胀。

牙硝五钱　雄黄三钱，水飞

共为细末，每服少许，吹鼻中。流出清水，双目流泪，即效。

丹瘤者，流也。片片如脂，游走而不定之谓也。始于胎毒，后因烘衣受热而得。故从心腹而发于四肢者，易治；从四肢而入心腹者，难治。入心，入腹，入囊，作胀，作泻，舌干，神乱者，则不可救矣。

---

① 布：原作"在"，据戊子本、学古本改。

黄连法

生肉切成薄片，晒半干。用黄连煎浓汁，将牛肉片投入黄连汁内，泡片时。以牛肉贴丹瘤上。干再换易，数次即效。

白玉散

寒水石　滑石

等分为末，鸡子清调敷患处。

又方

绿豆粉二钱　伏龙肝五钱　水粉五钱

共为末，鸡蛋清调敷。

消毒散

金银花　当归　赤芍　生地　牛蒡子　连翘　防风天花粉　羌活　犀角屑

上用水一钟，灯心二十根，煎五分，不拘时服。上身者，加川芎、桔梗。下身者，加木通、黄柏。

脓耳者，少阳风热炽盛而上升也。小儿耳中出脓，臭烂，或作疼痛，日久不愈，令儿耳聋。治宜疏热散风，外以黄连散主之。

黄连散

枯白矾　龙骨煅　黄丹水飞　胭脂　海螵蛸米泔浸

上为细末，加麝香少许，再研。先以纸条捻干脓水，后以药吹入。切要避风。

口舌生疮者，心脾蓄热也。舌本乎心，口属乎脾，二经郁热，则口舌生疮。各宜推类而治之。其脉左寸洪数，心经实热；右关沉实，脾经实热，治宜清凉之剂。脾虚中气不足，口疮服凉药不愈者，内以理中汤，外以阴阳散主之。

冰硼散　治口舌生疮破烂，重舌木舌。

硼砂五钱　辰砂一钱　冰片一分

共为末，搽口内。

大连翘饮　五福化毒丹俱见胎热门　**理中汤**见泄泻门

阴阳散

川黄连，干姜各等分。

为末，敷之。

加味甘桔汤　治小儿咽喉肿痛，风热等毒。

桔梗一钱　防风　荆芥　薄荷叶　甘草　黄芩各五分

上锉剂，水煎，食后服。

碧雪散　治心肺积热，上攻咽喉，肿痛闭塞，水浆不下。

真青黛　硼砂　焰硝　蒲黄　甘草各等分

吹入咽喉，吐去涎痰，即效。

黄水疮，多生小儿头面，或耳，或眉目，或口鼻，黄水流至即生。以蛤粉散敷之，效甚。

蛤粉散

蛤粉　煅石膏　黄柏末各一钱　轻粉五分

上为末，以麻油调，搽二三次，即愈。

治小儿瘖瘟头①疖，脓血不止。挤去一泡，复起一泡。

---

①　瘖瘟头：亦作"鳝拱头"，疮疖名。

松香四两　铜绿八钱　杏仁七十五粒，去皮尖　木鳖子五个，去壳　乳香五钱　没药五钱　血竭一钱　轻粉一钱　蓖麻子去壳取仁，一钱

同捣千余下成膏，贴之。

治小儿头上白秃疮

寒水石煅①过

少加枯矾、花椒、松花、蛤粉，共为末，麻油调敷，即效。

治小儿脱肛

先以葱汤薰，或以陈壁土薰洗。后用五倍子烧灰存性，托上。

治小儿诸骨鲠喉

灯心，以竹筒填满，烧灰。用米糖②化开，调灌下。勿犯牙，即效。又方：以象牙末吹之妙。

治小儿遗尿

破故纸，盐水炒，为末。每用一钱，滚汤调下。

治小儿痰核

五倍子，煎化，滤去渣。加入牛皮胶，同熬成膏，敷上，纸盖之。

瘰疬方

肥皂子，烧灰存性，为末。每服二钱，好酒调下。

---

① 煅：戊子本、学古本作"煨"。
② 糖：按文义当作"汤"。

又方

马鞭草，不拘多少。日日煎酒，饮之。或煎汤，随意饮之。

治癣方

芦荟、甘草、枯矾、飞丹，共为末，米醋调敷。

治小儿冻烛方

白芷、肉桂、狗骨，共为末，烛油调敷。

治漆疮方

用螃蟹一个，捣碎，搽敷，神效。内服通圣散。

治蛇虫咬，毒才作，服之。

青黛、雄黄各等分。研细。每服二钱，新汲水调下。

治蜘蛛咬成疮

雄黄一钱　麝香半分

上为末。用蓝靛汁和涂疮上①。如无靛汁，以青黛五分，入水内和。涂之，立效。

治烫火伤

用槐角子，烧灰为末，香油调敷。

---

① 疮上：戊子本、学古本作"上疮"。

校注后记

　　《小儿推拿广意》又名《推拿广意》或《幼科推拿广意》，三卷，是现存清代儿科推拿之代表性专著。清代熊应雄辑撰，陈世凯重订。约成书于清康熙十五年（1676）。

一、作者与生平

　　熊应雄，清代医家，字运英，生卒年不详，东川（今属云南）人。精于医术，又擅于儿科及推拿。认为用推拿方法治疗小儿疾患，收效快而痛苦少，故留心此道。后偶得小儿推拿一书，反复研习，辑撰《推拿广意》三卷。并与擅长小儿推拿之清江陈世凯探讨订正，刊行于世。据史料记载，陈世凯（？—1689），字紫山，清江（今湖北恩施）人，明末至清初在世。初附明桂王，为忠州副总兵，顺治十六年降清，康熙十一年授杭州副将，康熙二十三年擢浙江提督，康熙二十八年客死北京。

　　《小儿推拿广意·序》记载："丙辰岁，余仗策军前，亲民青邑，去浙东开府陈公之辕仅百里许。陈公神于用兵已声播寰区，而又善于此术。余得旦夕请正，以窃庆焉。然医以喻兵，此其征也。陈公素性泛爱，每以保赤为怀，不为自私，付之剞劂，而名曰《推拿广意》，是欲公之天下后世也。"此处丙辰岁，为康熙十五年（1676），与陈世凯在浙江带兵的时间地点相符合。其次，熊应雄辑撰《小儿推拿广意》后，得到陈世凯的指正。书刊印时，将陈世凯名列首位，是熊应雄表达对陈世凯的尊重之义。

二、版本流传

《小儿推拿广意》约于 1676 年后刊印，原刊不见存世。现存较早的是清乾隆年间金陵四教堂刻本（1749）、清道光年间壬午金闾三友堂刻本（1822）和壬辰嘉郡博古堂刻本（1832）。清光绪到民国期间曾多次刊印，主要有：光绪年间乙亥抄本（1875）、丁丑经纶元纪刻本（1877）、戊子重校刊本（1888）（官刻，本衙藏版）、癸卯怡翰斋刻本（1903）、甲辰上海书局石印本（1904）、丁未上海醉经堂石印本（1907）；宣统年间有己酉扫叶山房石印本（1909）、庚戌申汇庠记书庄石印本（1910）等；民国期间上海有江东书局铅印本（1912）、进步书局石印本（1913）、校经山房石印本（1914）、大成书局石印本（1926）等。此书还出现在一地多家书坊刊印的盛况，如清代苏州除三友堂刊刻外，书业堂、同文堂、绿慎堂、峡雪草堂等都刊刻，江阴有源堂和学古山房等都有刻本留世。除了单独刊行外，《小儿推拿广意》还被收载于《幼科三种》结集出版，也收入《中国医学大成》之中。

本书自成书到（1676）第二次刊印（1749 年），有七十余年时间，此后一百五十年间，尤其是清代光绪年间，在多地大量重刻刊印。从目前汇集的版本可以发现，各本之间互有相同和不同的错误，提示存在着交错流传、影响的现象。如卷上"总论"中，"阴阳顺行，所则消长自然，神清气爽"之"所"，博古本、戊子本和学古本皆衍，提示三者之间有着同源关系；"诚育婴之秘旨"之"秘"，博古本作"秋"，提示与戊子本和学古本间的差异；而"种种杂症"之"杂"，博古本和戊子本都作"離"，只有学古本作"雜"，又提示了博古本和戊子本与学古本之间的差异。这种短时间内多地、多家大量刊印的医籍，版本源流和相互影响的复杂性，非一般线性传承的古籍那样清晰和单纯。

据查，现存较早的金陵四教堂刻本（1749）仅河南图书馆有藏，金阊三友堂刻本（1822）仅山东省图书馆和山西省图书馆有藏，嘉郡博古堂刻本（1832）仅北京大学图书馆和日本早稻田大学图书馆有藏。其中，日本早稻田大学图书馆馆藏《小儿推拿广意》内容完整无缺页，字迹清晰，是早期传本中质量上乘之作，故本次整理以嘉郡博古堂刻本《小儿推拿广意》为底本。

三、主要内容

全书分上、中、下三卷。

卷上总论推拿之理，及儿科疾病诊断方法、推拿手法。其中"总论"强调小儿推拿"诚育婴之秘旨，保赤之弘功也"。"指南赋"指出儿科诊治特点："口不能言，脉无可视。惟形色以为凭，竭心思而施治。……察之若精，治必得理。"儿科疾患的诊治，详细察看形色是主要依据，诊断精准，才可能治疗得当。为此，详细记叙儿科诊断方法，如"入门察色""五视法""察三关""四十九脉"

"审候歌"和"脉法歌""闻小儿声音"和"辨小儿五音"。小儿推拿主要部位有"掌""臂""足""面"等，手法有"推""拿"等一般手法，和"双凤展翅""推虎口三关""运八卦""分阴阳""推五经""黄蜂入洞""苍龙摆尾""二龙戏珠""赤凤摇头""猿猴摘果""凤凰展翅""飞经走气""按弦搓摩""水里捞明月""打马过天河"等特定手法和图示。

卷中分述各种儿科常见病的诊断和治疗，尤其以推拿疗法为详，包括"胎毒""脐风""重舌鹅口""夜啼"等婴幼儿疾病，以及惊风门、诸热门、伤寒门、呕吐门、泄泻门、腹痛门、痢疾门、疟疾门、疳疾门、积症门、痞症门、痫症门、咳嗽门、肿胀门、目疾门，以及儿科杂症。此外，还列举了"少儿坏症一十五候"和"小儿面色恶症死候"。

卷下附方，选录小儿病的内服、外治药方一百八十余首，涉及初生门、胎毒门、惊风门、诸热门、伤寒门、呕吐门、泄泻门、腹痛门、痢疾门、疟疾门、疳疾门、痞积门、痫症门、咳嗽门、肿胀门、杂症门。有些方药，为当时民间验方，如徐仲垣先生家传香连散、陈孟昭先生白杏汤。

四、主要学术特点与成就

《小儿推拿广意》在前人论述的基础上，有许多独到的学术阐述和发展。应该说，《小儿推拿广意》既是一部推拿学专著，更是一部研究小儿生长发育、保健以及疾病防治的专著。该书的主要学术特点有：

1. 强调通过对患儿的诊察来诊断疾病

习医需要专业的知识，对于儿科医生来说，更具有一定难度。对患儿来说，口不能言，脉无从测，临诊时要求医生"审色观形"，并详察患儿的各种临床症状和体征。因此，熊应雄强调"惟形色以为凭"，"欲知其病，必观乎色"，指出"察之若精，治必得理。鸦声鱼口，枉费神思"，并总结和提出一些具体的方法，如"视小儿神气脉色"五法、三关"四十九脉"法等。并且依据不同年龄，指出针对性的方法：对初生至半岁之小儿，以察额脉为主；对周岁以上至三岁以下者，则据虎口三关变化论病证；对超出五岁患儿，采用以"一指按寸、关、尺"三部的诊断方法等，迄今仍被认为是儿科临床诊断的常用措施。

2. 强调对患儿的调护和疾病的预防

对于患儿来说，"既无声色货利之郁于中，又无劳苦饥渴之积于外"，如果调护适当，则可以"阴阳顺行，所则消长自然，神清气爽"。但是，"襁褓童稚，尤难调摄。盖其饥饱寒热，不能自知"，尤其对于婴幼儿而言，不知饥饱寒热，"全恃慈母为之鞠育"。假如父母"苟或乳食不节，调理失常"，很容易出现寒热疾病。因此，《小儿推拿广意》一书特别强调调护以达到"治未病"的目标。并有"调护歌"一首："养子须调护，看承莫纵驰。乳多终损胃，食壅即伤脾。衾厚非为益，衣单正所宜。无风频见日，寒暑顺天时。"即小儿平素养护中，需要注意饮食七分饱、衣留三分寒，顺应自然变化即可。

3. 发挥推拿在儿科治疗中的独特作用

小儿推拿独特的治疗体系形成于明代，相继有《保婴神术》《小儿推拿方脉活婴秘旨》和《小儿推拿秘诀》等小儿推拿专著的问世。到了清代，小儿推拿的应用更加广泛，在民间广为流传，各种小儿推拿专著纷纷刊行。熊应雄一直关注"婴儿之抚育"，"调治小儿一道"，"偶得一编，乃推拿之法"，于是加以研究和发挥。认为推拿"诚育婴之秘旨，保赤之弘功也。……则推拿一道，真能操造化夺天功矣。"

熊应雄在前人的基础上，进一步规范推拿治疗的操作方法和程序。例如有"推拿手部次第""推拿面部次第"，将手部和面部的推拿分为 8 个和 10 个手法，有序进行操作。其次，阐述和总结了推拿手法的性能，如猿猴摘果法"性温，能治痰气，除寒退热"，凤凰展翅法"性温治凉"，打马过天河法"性凉去热"等温凉之性；如"男子推上三关为热为补，退下六腑为凉为泻"等补泻之用。

4. 推拿与方脉结合，综合治疗

熊应雄在汇总了各推法、拿法的同时，还对小儿常见病辨证取穴原则做了详尽的描述。卷中着重记载了胎毒、惊风、诸热、吐痢、泄泻、疮积、痛症等 20 多种小儿常见病的治疗方法。卷下收录了胎毒以下 16 门各种病症的药物疗法并附方一百八十余首，具有较高的实用价值。

此外，在治疗思路上，尊重客观实际，主张医者毋偏己见，毋作聪明，因症次第分别施治，常通过"精审色脉"对患儿预后做出及时的判断，反对且见险症以唯恐"触病家之讳"而不以实相告的医疗作风。《小儿推拿广意》不仅记载有"少儿坏症一十五候"，还有"断小儿面色恶症死候"，以便对病势和预后有准确的判断。

　　总之，《小儿推拿广意》的深入研究，无论对推拿学还是中医儿科学，都是有必要和有价值的。

总　书　目

本　草